Z世代、さとり・ゆとり世代、発達障害、メンタル不調……

今どきナース・看護学生の言動に困ったとき読む本

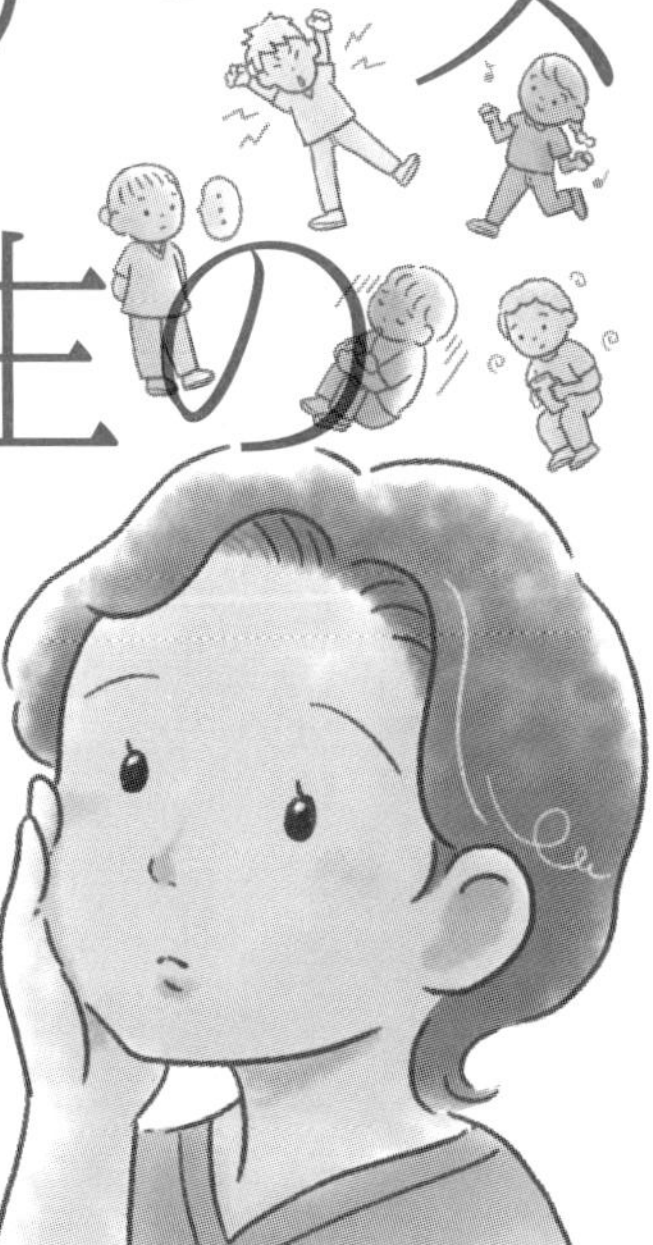

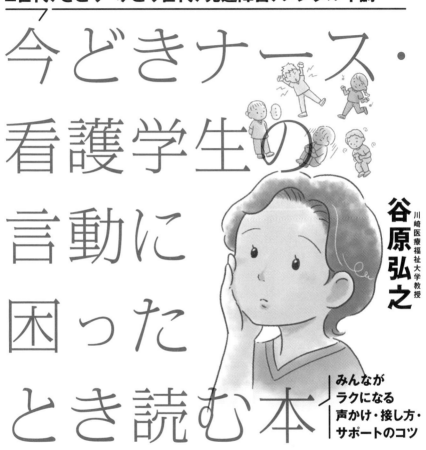

谷原弘之
川崎医療福祉大学教授

みんながラクになる声かけ・接し方・サポートのコツ

メヂカルフレンド社

はじめに

「口では『わかりました』と言っていたのに、全然わかっていなかった」

「チームが忙しいのに、平然と定時で帰ってしまう」

このような言動で、周囲を困らせる看護学生や看護スタッフに悩んでいませんか。

Z世代と呼ばれる人たちが、看護現場や看護学校に入ってくる時代になりました。Z世代とは、アメリカの世代分類「Generation Z（ジェネレーション・ゼット）」から派生した言葉で、10歳代から20歳代前半までを指すとされています。生まれたときからパソコンや携帯電話が身近にあり、インターネットを利用することが当たり前の世代です。

先日、授業の中でZ世代の学生18名に「自宅にテレビがないか、あっても全く見ていない人はいますか?」と質問したところ、8名の手を挙がりました。つまり、この世代の半数近くにとって、テレビが生活の必需品ではなくなっているということです。

看護管理者や看護教員などのベテラン世代は、若い頃にアナログからデジタルの環境に移行しました。そのため、テレビは娯楽の中心で、天気や知識の情報源としても日常的に使っていたと思います。

また、ベテラン世代の学生時代は、看護の知識は先生や書籍から学ぶことが多く、労力を使って入手した知識は記憶に残りやすい長所があったのではないでしょうか。

一方、今どきのZ世代は、わからないことがあると、その場でスマホやタブレットを使って、欲しい情報を得ようとします。最新の情報が手に入る長所はありますが、「情報というものはその都度調べればよい」と考えるので、知識の積み重ねは少ないのかもしれません。

このように、Z世代とベテラン世代では育った環境が違うため、価値観の相違が発生し、冒頭で挙げたような困った言動でベテラン世代は悩まされてしまうのです。

これは「どちらがよい」ということではありません。お互いが価値観の相違を認識しながら、協働する道を探ることが、これからの時代を生き抜くヒントになりそうです。

それから、発達障害のグレーゾーンと思われる看護スタッフや看護学生も珍しくありません。「場の空気が読めない」「自分のルールにこだわる」などの特性が問題を発生させることも多く、〝困った人〟として対応に苦慮していると思います。それでも今や貴重な人材であり、「一人でもやめさせたくない」というのが本音ではないでしょうか。

本書では、著者が看護現場や看護学校で出会った発達障害のグレーゾーンの人、Z世代、ゆとり・さとり世代、精神障害の事例をいくつか合体させて加工し、プライバシーを守った上で具体的な対応法の例を紹介していきます。

近年、職場にはダイバーシティ（多様性）が求められるようになりました。年齢、性別、国籍、趣味嗜好《しこう》など、さまざまな属性の人を受け入れ、考え方の違いや個性を尊重しながら、ともに成長を目指すことが大切です。

これまでの〝困った人〟がメンバーの一員として活躍できるように、周囲が対応力を上げ、〝困った人〟が成長していけるような支援を行って、これからの時代はお互いがw‐i‐n‐w‐i‐nの関係になれることを期待します。

川崎医療福祉大学医療福祉学部臨床心理学科教授　**谷原弘之**

第1章 Z世代への対応策

第2章 ゆとり・さとり世代への対応策

第3章 発達障害およびグレーゾーンへの対応策

第4章 精神障害およびメンタルヘルス不調への対応策

※この本に掲載している事例はすべて、事実をもとにしたノンフィクションです。

装丁・本文デザイン／ＴＹＰＥＦＡＣＥ
装画・本文イラスト／はやしろみ（アトリエおてて）
ＤＴＰ／マーリンクレイン
編集協力／森 真希

第1章

Z世代への対応策

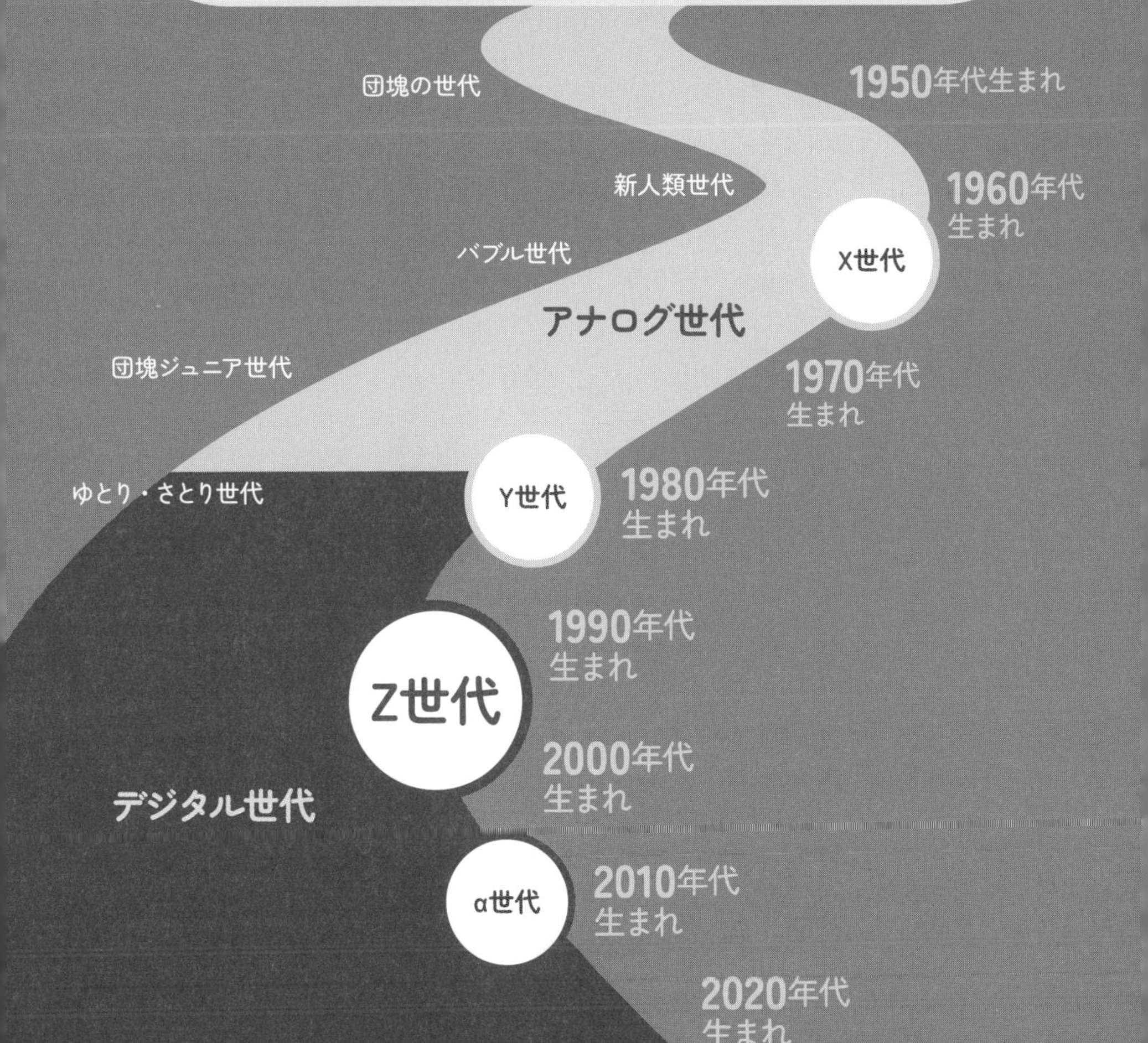

※世代の名称や年数は複数への取材に基づく

★自分らしさを大切にし、承認欲求が強い

Z世代とは、アメリカの世代分類「Generation Z（ジェネレーション・ゼット）」から派生した言葉で、1997～2012年生まれ（10歳代から20歳代前半まで）を指すとされています。

この世代は、生まれたときからパソコンや携帯電話が身近にあり、インターネットを利用することが当たり前なので、「デジタルネイティブ」とも呼ばれています。

Z世代の特徴として、次の4つが挙げられます。

❶テレビや雑誌よりもインターネットで情報収集し、SNSを駆使したコミュニケーションを行う

❷ダイバーシティ（多様性）を認め、「周囲と同じ」ではなく「自分らしさ」を大切にする傾向が強い

❸承認欲求が強く「どう見られるか」を気にする

❹自分だけの〝推し〟がいて、〝推し〟に元気をもらう

それぞれの項目について、説明していきましょう。

❶テレビや雑誌よりもインターネットで情報収集し、SNSを駆使したコミュニケーションを行う

生活の中にSNSが溶け込んでおり、学びを得たい場合は「YouTube」、トレンドや時事を知りたい場合は「X（旧Twitter）」、空き時間を埋めたい場合は「TikTok」と、それぞれの特徴をうまく使いこなしているようです。

看護の現場においては、例えば医師から質問された治療法に関する動画をYouTubeで見つけることは得意で、最新の知識をスムーズに入手します。

❷ダイバーシティ（多様性）を認め、「周囲と同じ」ではなく「自分らしさ」を大切にする傾向が強い

年齢、性別、国籍、障害の有無、趣味嗜好《しこう》など、さまざまな属性の人を受け入れ、考え

方の違いや個性を尊重します。一方で、服装や趣味などで「自分がよければ満足」という考えも持ち、個性を強く表現することがあります。

❸承認欲求が強く「どう見られるか」を気にする

自分らしさを大切にすると同時に、他者からの評価に敏感で、承認欲求が強いといえます。職場や学校においては「周囲からの評価を気にし過ぎる」「指摘を受けると落ち込みやすい」といった傾向があります。

❹自分だけの〝推し〟がいて、〝推し〟に元気をもらう

〝推し〟は、ほかの人に勧めたいほどに気に入っている人物などを指します。「イチオシ（一押し、一推し）のメンバー」が、短縮された言葉のようです。Z世代の多くには、韓国アイドル、YouTuber、マンガの登場人物、アニメの声優などの中で、自分だけの〝推し〟がいて、その存在によって癒やされるといいます。

昔は仕事で嫌なことがあると、上司や同僚に話を聞いてもらって気持ちを立て直しました。しかし、Z世代は〝推し〟に慰めてもらうほうが効果が大きいようです。

★価値観を認めてからコミュニケーションを

Z世代と、看護管理者、実習指導者や看護教員などのベテラン世代では、価値観や文化が大きく異なります。例えば、Z世代の大学生で、特に1人暮らしの場合は、テレビが生活必需品ではありません。それでは自宅で何をやっているかというと、YouTube、X、TikTokを見て過ごすことが普通のようです。これまで職場での雑談といえば、「○○のテレビドラマを見た?」といった話題でしたが、Z世代には**テレビの話題は通用しない**と考えてよいでしょう。

そして、Z世代は**承認欲求が強い**とされています。朝、先輩に「おはようございます」とあいさつをしても返事がなければ、落ち込む可能性があります。ベテラン世代は「なぜ、そんなことで?」と思うかもしれませんが、Z世代はSNSで〝いいね〟をもらうことに慣れています。あいさつの返事を、この〝いいね〟と同じように捉える傾向があるのです。返事がなければ「自分は認めてもらえていない」と思い込み、勝手に落ち込んでしまうかもしれません。Z世代からのあいさつには、元気よく返してあげてください。

また、周囲と同じであることが嫌で、自分らしさを主張したい若年層が増えると、ネイルや服装が派手になったり、ピアスの数が増えたりするかもしれません。ダイバーシティを認めることは大切ですが、仕事や学校生活に影響が及びそうな場合は、トラブルを回避するため、**服装などの基準の見直しが必要になる**でしょう。

Z世代の一部は、ネット上の人間関係を大切にします。現実の世界での人間関係を求めない人もいるため、職場でのコミュニケーションが難しくなってきました。Z世代は、**「自分にとって価値があるかどうか」が重要な判断基準の一つ**です。アドバイスのつもりで言ったことが裏目に出ないよう、Z世代の価値観を認めながらコミュニケーションを取っていきましょう。

★将来を担うZ世代との協働が大切

ベテラン世代は、パソコンなどのデジタル機器が少しずつ生活の中に入ってきたため、アナログからデジタルへの移行を経験しています。一方、Z世代は生まれたときからデジタルしか知りません。そのため、文化や価値観が異なります。

また、近年の経済効果を見ると、Z世代は〝推し〟には惜しみなくお金を使う傾向があるようで、これからの経済を支えていく可能性を持っています。今後売れるものを予測する場合、Z世代の意見は大切です。

同様に、将来の病院や看護学校を支えていくのはZ世代です。ダイバーシティの視点からも、Z世代の文化や価値観を周囲が理解した上で、うまく協働していくことは、病院や看護学校の発展のための大きな課題になるでしょう。

1 入学3日後に突然不登校

Aさんは、入学してから数日しかたっていないのに、学校へ来なくなりました。まだ教員や同期との人間関係ができていないため、誰もAさんに何が起こったのかがわかりません。家族もAさんが何も話さないので、戸惑っていました。

入学試験の成績はよく、面接試験では「誰かの役に立つ仕事がやりたいです」と、明るく元気に答えていました。高評価だったため、みんなが不登校（登校渋り）に驚いています。いったい何が起こったのでしょうか。

★ワンポイント解説

これまでにもあった不登校の事例に見えますが、Z世代の場合は少し違う特徴が出てくることがあります。Aさんの場合、**教員や同期との新しい人間関係を築く前に自滅してい**

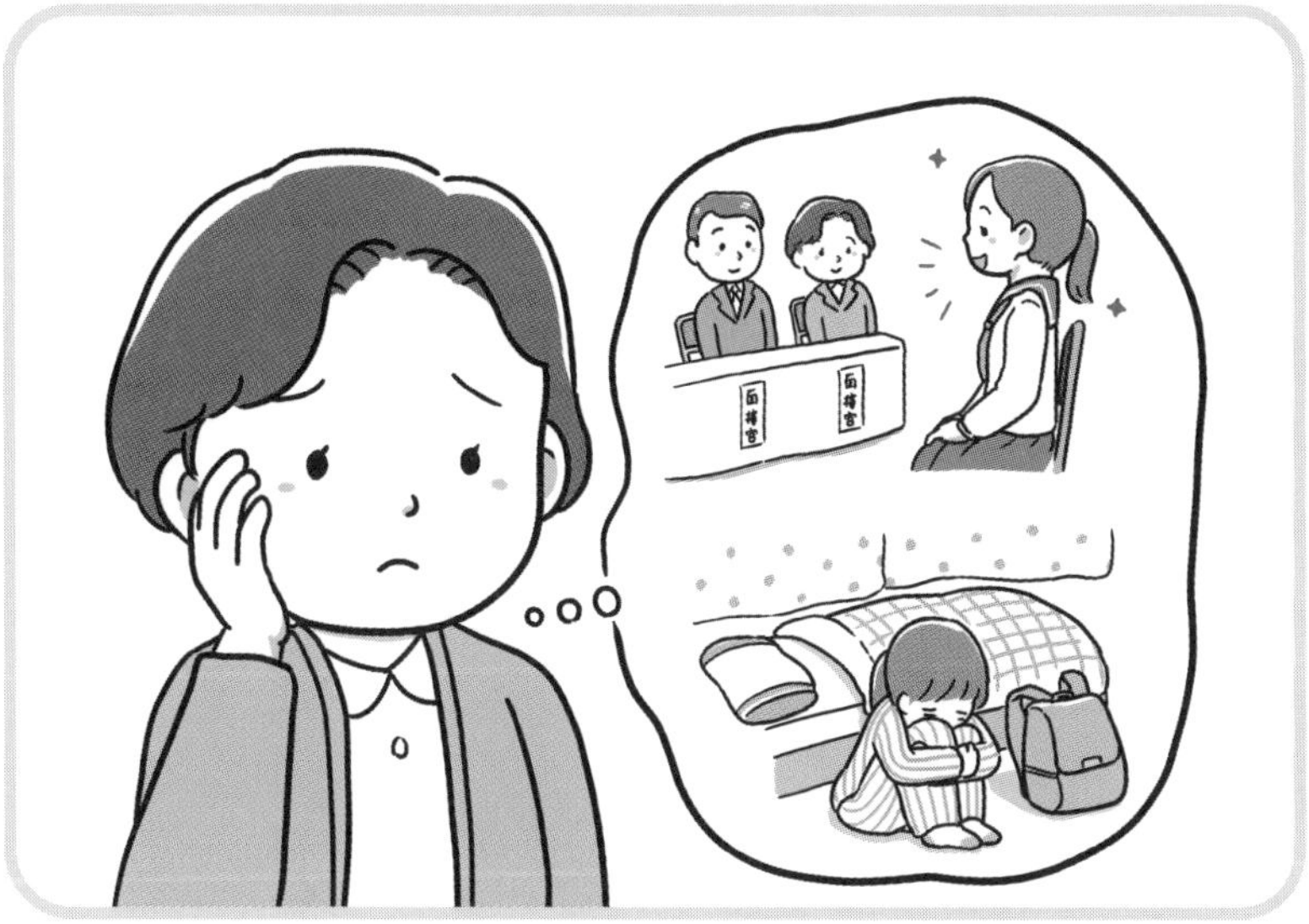

ることが特徴です。Z世代の一部には、短期間で、周囲に見えない形で不適応を起こすケースがあります。

その後、Aさんが家族に話したのは、入学式の日に会話した友達3人に、次の日「おはよう」とあいさつしたところ、1人しか返事がなかったということです。それで傷つき、「自分は学校へ行かないほうがよいのではないか」と思ったのです。

そのうち、「自分は嫌われているのではないか」と思えてきて、マイナスの考えばかりが頭に浮かぶようになり、Aさんはつらくて学校へ行けなくなったのでした。

どうして、そのような考えに至ったので

しょうか。

Aさんの場合は、Z世代の特徴の一つである**承認欲求が満たされなかった**ことが引き金になった気がします。自分からあいさつしたのに返事がなかったことは、SNSで〝いいね〟がもらえなかったことに通じ、拒否された（嫌われた）ようにAさんは感じたのかもしれません。

★具体的な対応例

一般的に、あいさつをしてお互いを認め合うことは、明るい学校や職場づくりの観点からもよいことです。「おはよう」「こんにちは」などのあいさつを推奨して学校や職場を明るくすると同時に、Z世代の承認欲求を満たす環境を作ってください。

Aさんのように傷ついた承認欲求へのリカバリーについては、現実世界での人間関係の構築に成功する必要があります。学校へ来ることができない場合は、3段階で支援していきましょう。

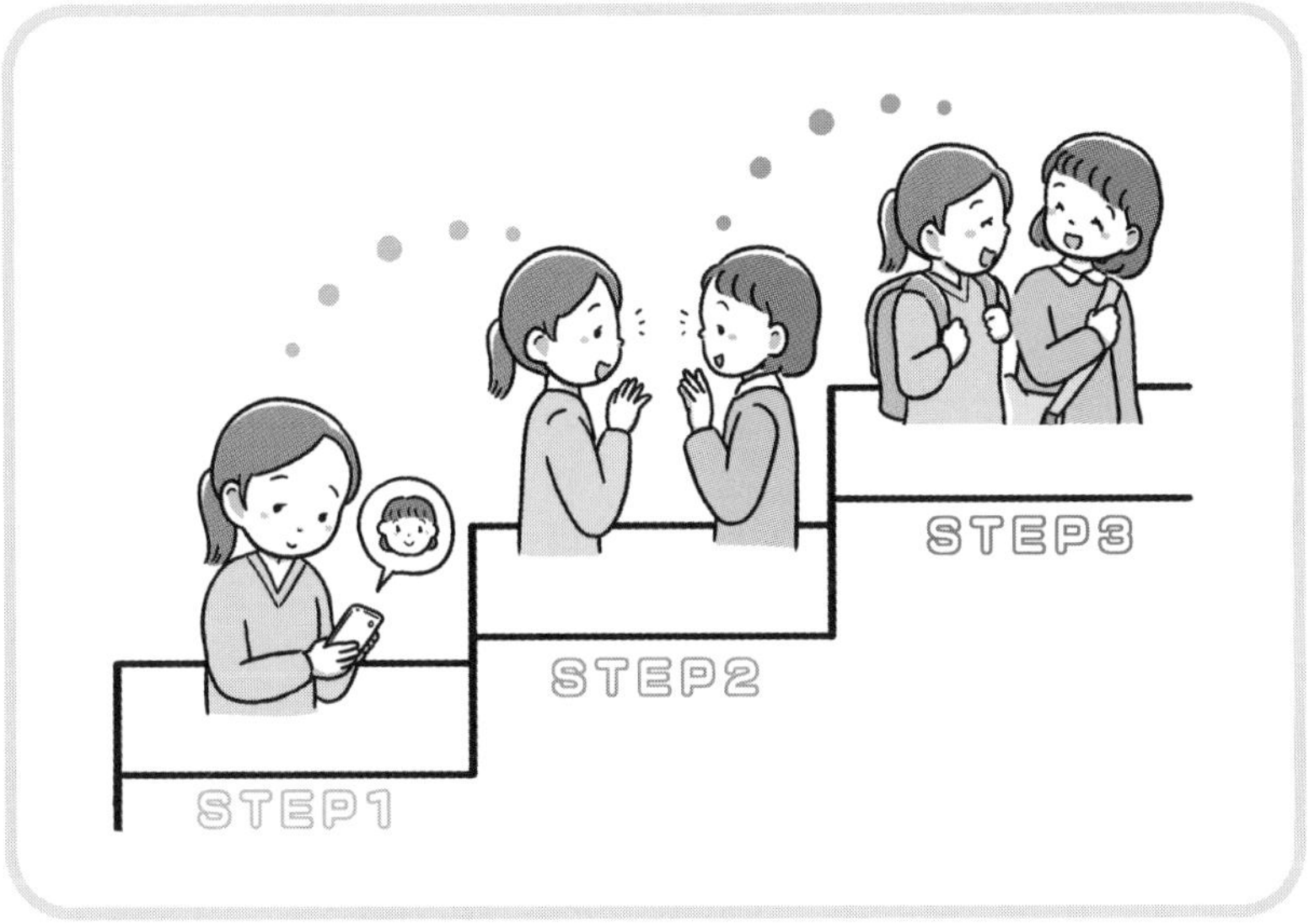

第1段階

SNSを使って、あいさつや会話ができるようになることを目指します。具体的には、入学式の日に会話した友達3人に協力してもらい、LINEであいさつや会話を始めます。

第2段階

LINEでコミュニケーションが取れるようになったら、現実の世界につなげます。放課後に学校へ来てもらい、実際に友達3人と会話をしてもらいます。

第3段階

人間関係が築けたことを確認したら、朝か

ら登校してもらい、友達と一緒に授業を受け、徐々に学校に適応できるようにしていきます。

★将来の見通し

Z世代のような新しいタイプの不登校に対しては、最初から学校に来るように促すと、挫折する可能性があります。このタイプには、まず**ネットの世界での人間関係の構築で土壌づくりを行い**、次に現実の世界で同期と付き合うなど、段階を踏んでの登校支援が安全です。

現実の世界に適応できるようになると、「誰かの役に立つ仕事がやりたいです」という目標に向かって、自らがんばっていけるのではないかと思います。

2 残業したくないので退職

今年採用された新人のBさんです。最初の集合研修の時期は、同期と楽しそうに過ごしていました。1日の研修が終わった後、同期と一緒にファミレスへ行き、アニメの話題で盛り上がる毎日でした。Bさんにはアニメのキャラクターの中に〝推し〟がいて、イベントがあると、全国どこへでも行くと話していました。

Bさんは病棟へ配属された頃から、ときどき遅刻するようになりました。注意されると落ち込むこともありました。忙しい病棟だったので、帰宅が19時頃になることが多くなりました。

しばらくたつと表情が硬くなり、心配した看護師長がBさんの面談を行いました。すると、「私は17時には仕事が終わって家に帰れると思っていました。こんなきつい仕事ならや

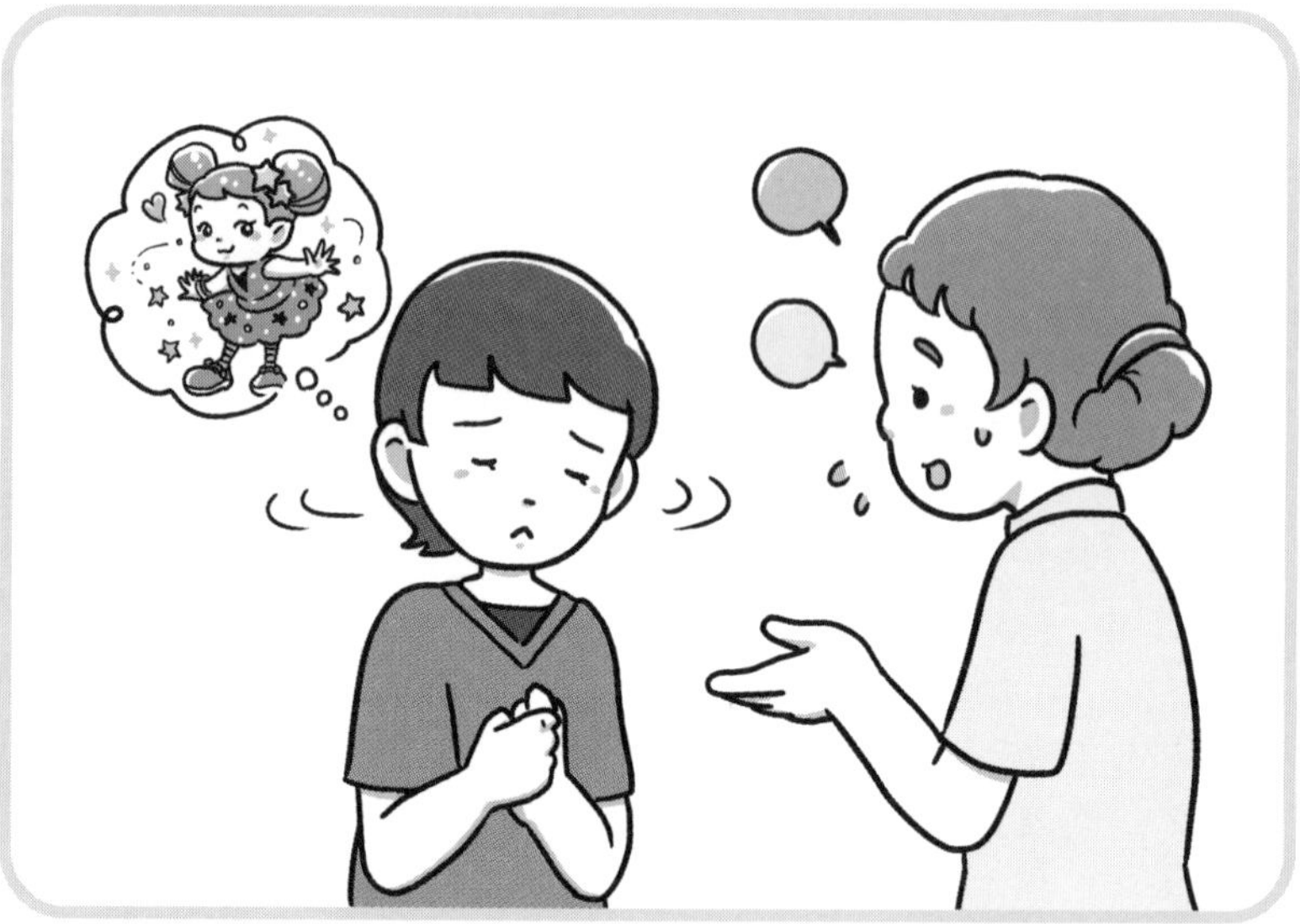

めようと思います」とBさんは言いました。まだ1年目なので、「仕事に慣れてくると早く帰れるようになる」と看護師長は諭しましたが、Bさんの退職の気持ちは変わりませんでした。

★ワンポイント解説

Z世代は、「費用対効果」のコストパフォーマンス（コスパ）よりも、「時間対効果」を意味するタイムパフォーマンス（タイパ）を重視する傾向が強いことが特徴です。短時間で強い満足感を得られる「タイパが高い」消費行動がメインになります。このため、労働時間が短く、手っ取り早くお金が稼げる仕事を好みます。

Bさんの場合、研修中は定時で帰れ、しかも終業後に同期とアニメの話ができるため、仕事が楽しいと感じていました。

ところが病棟へ配属されてからは一変して、残業をやらなければいけなくなり、仕事がきついと思い始めたために退職を考えたのです。

★具体的な対応例

Bさんのように、仕事についていけなくなったために離職を考える人は、これまでもいたと思います。その場合、本人の思いを傾聴しながら、がんばっていることを評価しつつ、将来のキャリアの話などを行って、なんとか退職を思いとどまらせようとしたのではないでしょうか。

しかし、Z世代はタイパを重視するため、将来のキャリアより今の自分が趣味に使える時間を大事にします。**これまでは成功していた説得の内容が、Z世代には届かず、虚しく**

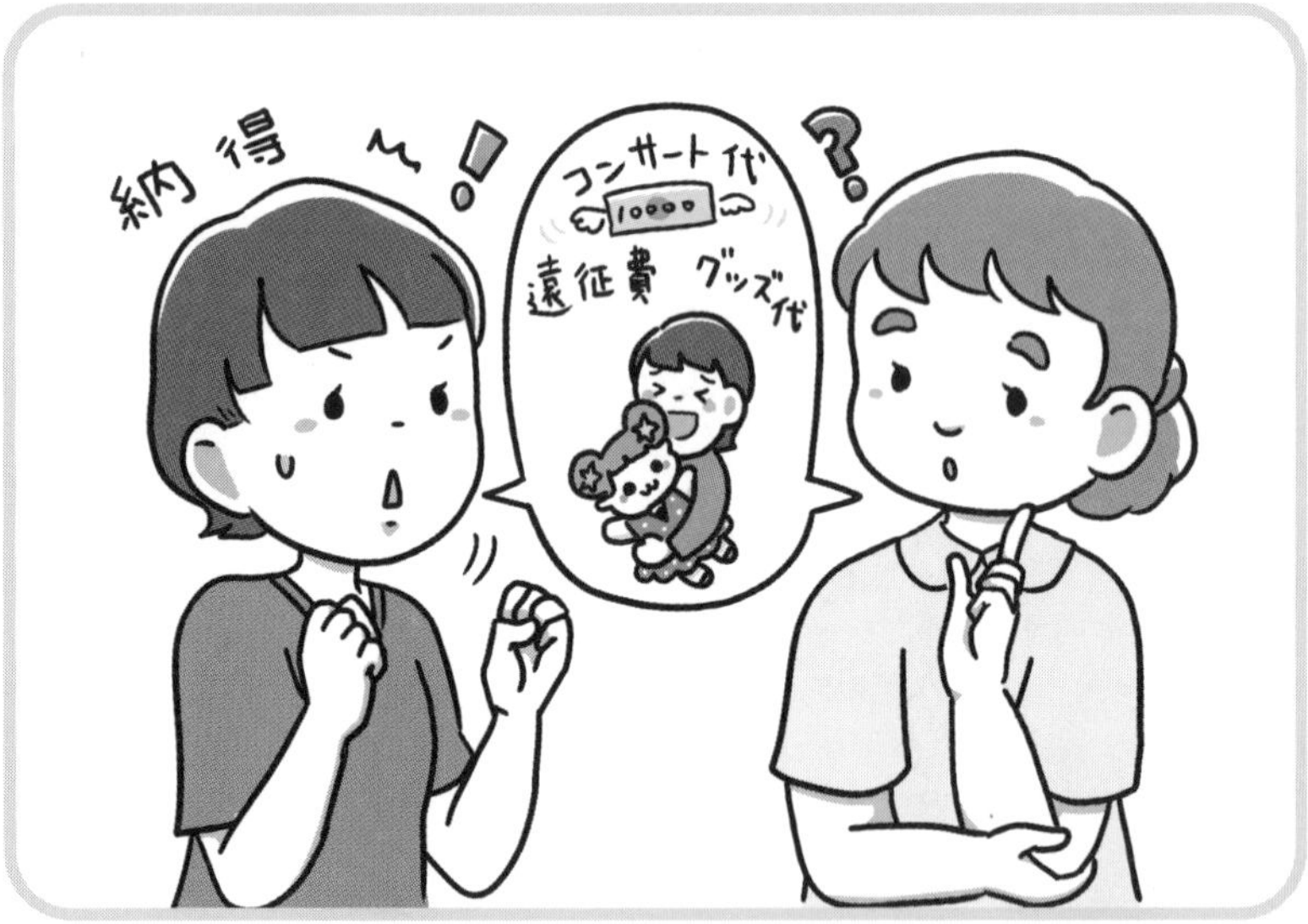

も退職することが考えられます。

Z世代に対しては、**「今やめたら、〝推し〟のイベントに行くお金が減るけど大丈夫?」**と尋ねるほうが、退職を踏みとどまらせる可能性が高いといえます。

★将来の見通し

Z世代は、〝推し〟からエネルギーをもらっているところがあり、〝推し〟について考えている時間が幸せなのです。

仕事中は〝推し〟のことを考える余裕がなく、感情エネルギーを奪われる〝放電〟の状態です。Z世代としては、なるべく〝放電〟

を減らすために仕事時間を少なくし、省エネで過ごしたいのでしょう。

そうはいっても、Z世代も成長しますので、3年くらいたって後輩の指導をするようになると、仕事のやりがいが見つかり、仕事と、〝推し〟を応援する〝推し活〟を両立させられる人が増えてくると思います。前向きに支援してあげてください。

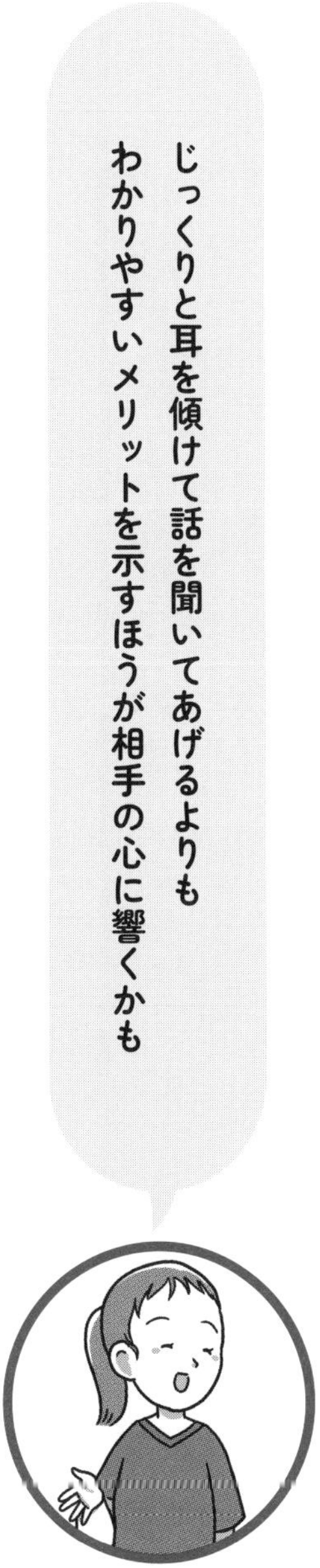
じっくりと耳を傾けて話を聞いてあげるよりも
わかりやすいメリットを示すほうが相手の心に響くかも

3 SNSのコメントを真に受ける

Cさんが就職したばかりの頃は、プリセプター（先輩看護師）が優しく指導してくれました。わからないことを尋ねると、なんでも丁寧に教えてくれました。ところが、3カ月くらいたった頃からプリセプターの態度が変わり、これまでのように質問すると「あなたはどう考えるの？」とか、「まず自分の意見を言ってください」と、なんだか試されるようになりました。

家に帰ってSNSでそのことをつぶやくと、「そんな病院はやめたほうがいいんじゃない」「看護師長に相談してみた？」「せっかく入った病院なんだから1年はがんばってみたら」と、さまざまなコメントが届きました。その中で「それはパワハラだよ」という意見がありました。

Cさん自身もだんだんそんな気がしてきて、次の日、病院のハラスメント相談窓口に相談に行きました。

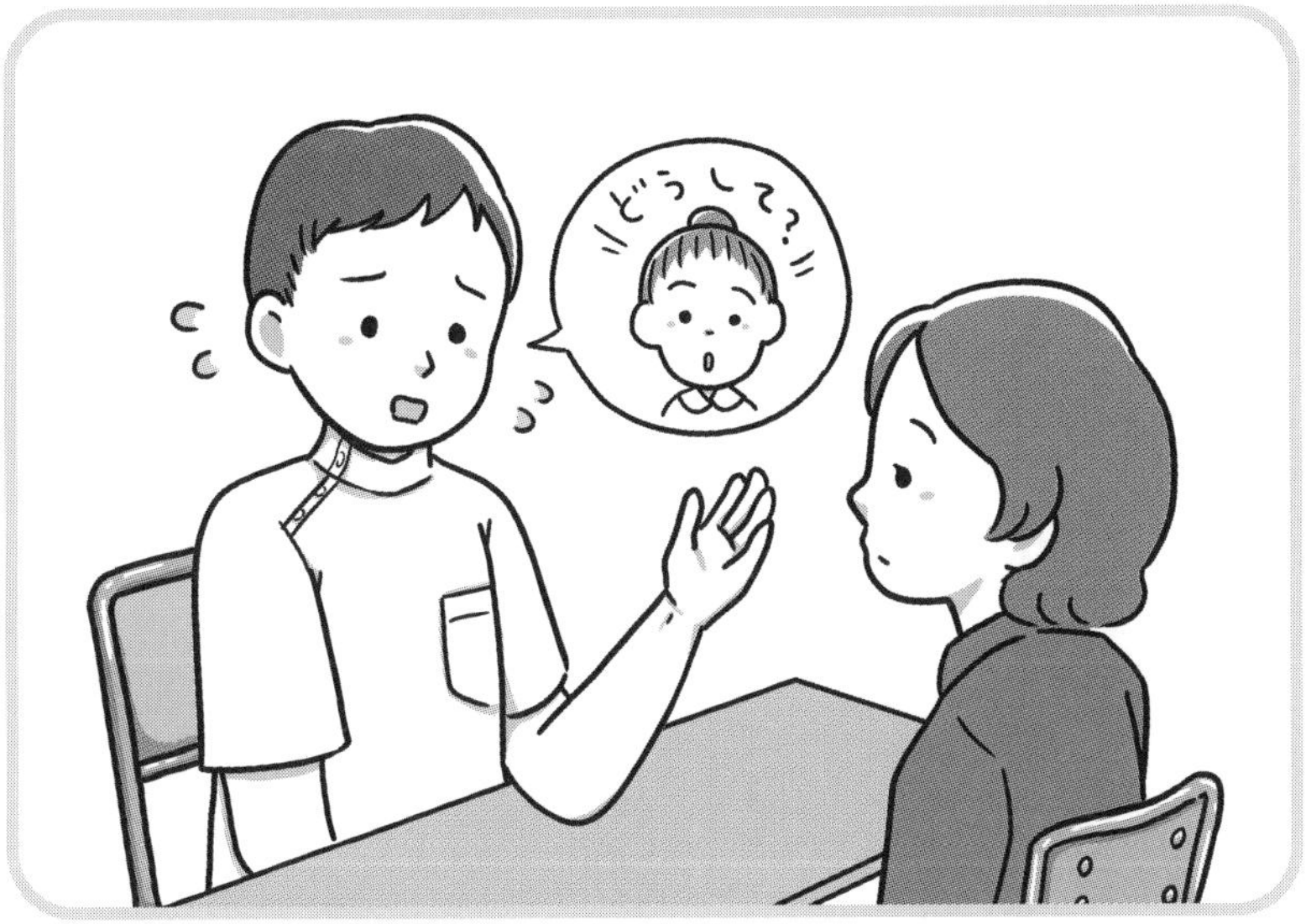

★ワンポイント解説

Z世代は、職場内の現実世界で相談するより、ネット上で相談するほうが日常的な行動であるようです。

今回の場合も、SNSで自分の視点から悩みをつぶやき、いろいろな意見をもらっています。

Z世代は、自分に都合がよいアドバイスを信じるところがあるため、前向きなアドバイスもある中で、「それはパワハラじゃない？」という一言を信じ、次の日にハラスメント相談窓口に行ったと考えられます。

★具体的な対応例

今回のプリセプターの対応は、これまでの教育の**「見て習え」**だったのではないでしょうか。

見て習えは、少し仕事を教えた後で、新人に自分で考えてもらって、成長を促す教育方法です。

プリセプターが新人の時代は、見て習えが普通のことだったと思います。それを知らないZ世代は、**「試されている」「これはパワハラに違いない」と勘違いした**のでしょう。

Z世代は、家に帰ってからネットでつながり、多くの人と会話をしがちです。このため、「昨日、職場で発言していた内容が、一晩たつと真逆に変わってしまった」ということがしばしば見られます。そんなときは、「ＳＮＳなどで誰かの影響を受けたのかな」と考えてもよさそうです。

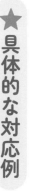

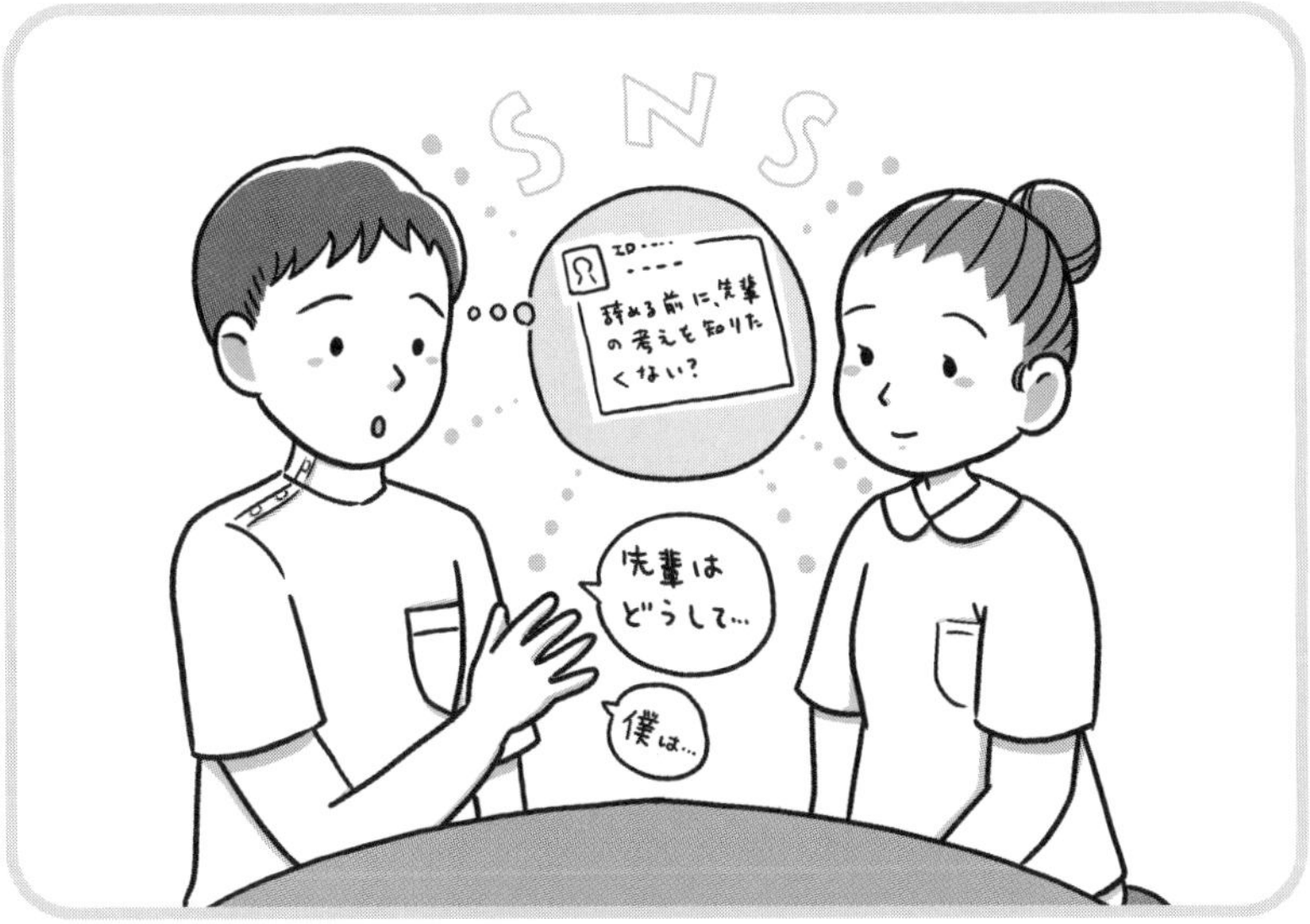
SNS
辞める前に、先輩の考えを知りたくない？
先輩はどうして…
僕は…

★将来の見通し

Z世代から悩みを相談された際、これまでは相談された側が自分の経験をもとにアドバイスをしたと思います。しかし、Z世代については少し注意が必要で、**SNSでアドバイスをもらい、自分の答えを持った状態で相談してくる**場合があります。

対応として、まず「SNSで誰かに相談した？」「誰のアドバイスが一番よかった？」とプリセプターが尋ね、本人の答えを聞き出します。それを踏まえて現実的なアドバイスをすれば、受け入れられる可能性が高くなります。

4 〝推し活〟で有給休暇を優先取得

Dさんには、大事な〝推し〟がいます。アニメの声優で、無名の頃から応援していました。〝推し〟のことを考えるだけで、Dさんは元気になります。

学生時代は〝推し〟のイベントがあると、全国どこへでも行っていました。そのためにアルバイトをしていました。〝推し〟を思えば、どんな仕事でも苦になることはありませんでした。

病院へ就職した後も、〝推し活〟を続けています。来月、〝推し〟のイベントが県外であるため、看護師長に有給休暇を申請しました。しかし、先月も休みをもらったため、すぐには休みをもらえませんでした。休みがもらえなければ、「仕事をやめて行くしかない」とDさんは思っています。

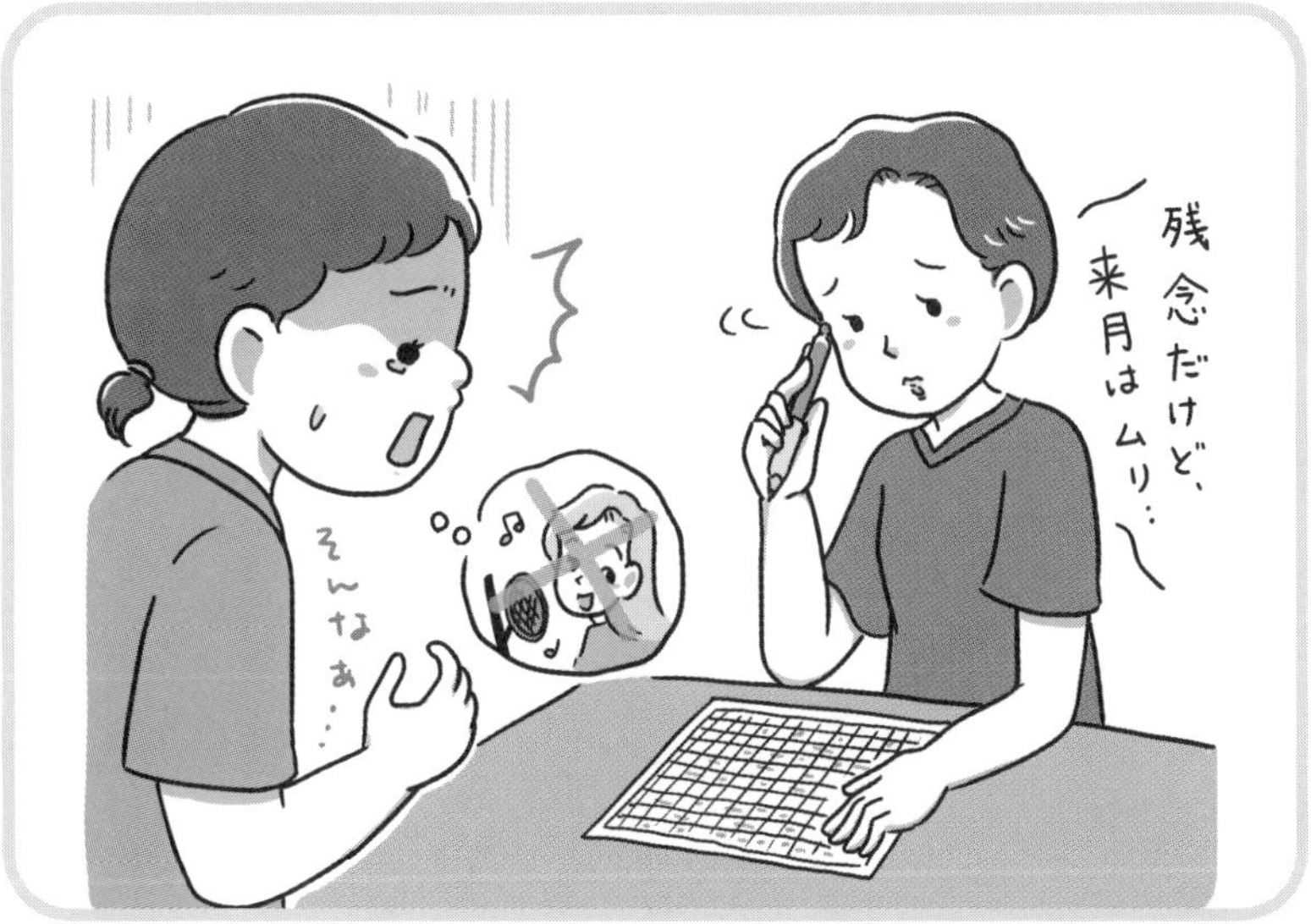

★ワンポイント解説

「〝推し〟は仕事より大切」と、Z世代は考えることがあるようです。

学生時代のDさんは、授業を休んで〝推し活〟をしていたと思われますが、社会人となるとそうはいきません。職場では、仕事よりも〝推し活〟を優先させて休みを取るのは、わがままだと見なされることもあります。また、**職場の士気が下がり、チームのまとまりがなくなる**こともあるので注意が必要です。

一方で、Z世代が〝推し活〟にかける意気込みは相当なものです。業務的に有給休暇の取得を認めず、イベントへの参加を諦めるように伝えるだけでは、Dさんは納得しないかもしれません。

★具体的な対応例

看護師長は、まずは社会人としての対応を行い、**就業規則に基づいた有給休暇の取得ルールを説明しておく**のがよいと思います。

「有給休暇はいつも希望どおりに取れるわけではなく、職場の人数が適正なのかなど、勤務を優先した上で余裕があれば交代で休みが取れます。人数が少ない日に休みの希望があった場合は、時季変更をお願いすることがあります」と伝えることもできるでしょう（時季変更とは、従業員が日を指定して行った年次有給休暇の申請に対して、会社側から日の変更を求めること）。

その上で、〝推し〟のイベントの日に、職場的に休んでもかまわないのならば、休みをあげてください。

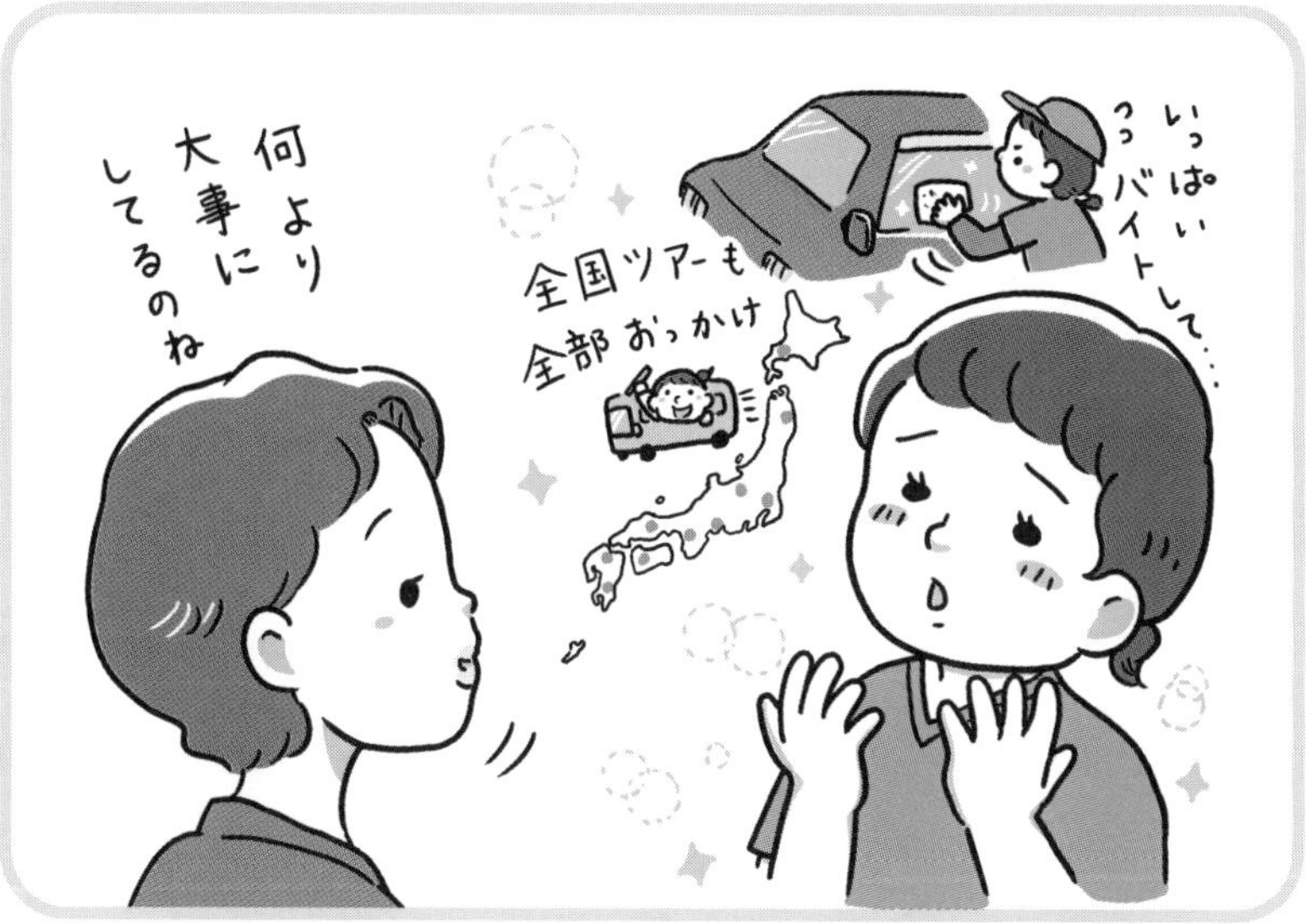
いっぱいバイトして…
全国ツアーも全部おっかけ
何より大事にしてるのね

★将来の見通し

職場としては、せっかく採用した新人をとどめておくには、できるだけ〝推し活〟を見守ることが必要になってきます。離職者を出さないために、「〝推し活〟で休みたい」と言われれば、可能な範囲で行かせてあげることを検討するというのも一案です。

Z世代は、〝推し〟を全力で応援する傾向があります。〝推し〟のためには惜しみなくお金をかけたいので、仕事もがんばれるのです。

5 終業後の付き合いでアトピー発症

今年、Eさんは実習に行った病院に就職しました。実習中はとても緊張し、1日が終わると毎日逃げるように家に帰り、かわいい犬のYouTubeを見て、緊張を解きながら癒やしをもらっていました。「犬のおかげで実習が乗り切れた」と言っても過言ではありません。

就職してからは、プリセプターが優しくEさんを指導してくれました。そのプリセプターが、仕事が終わってからも気を遣ってくれ、カラオケに連れて行ったり、食事に誘ったりしてくれます。とてもありがたいのですが、プリセプターといると緊張するため、早く家に帰りたいのです。しかし、Eさんから言い出すことができません。

しばらくすると、ストレスからアトピー性皮膚炎（アトピー）の症状が出るようになりました。

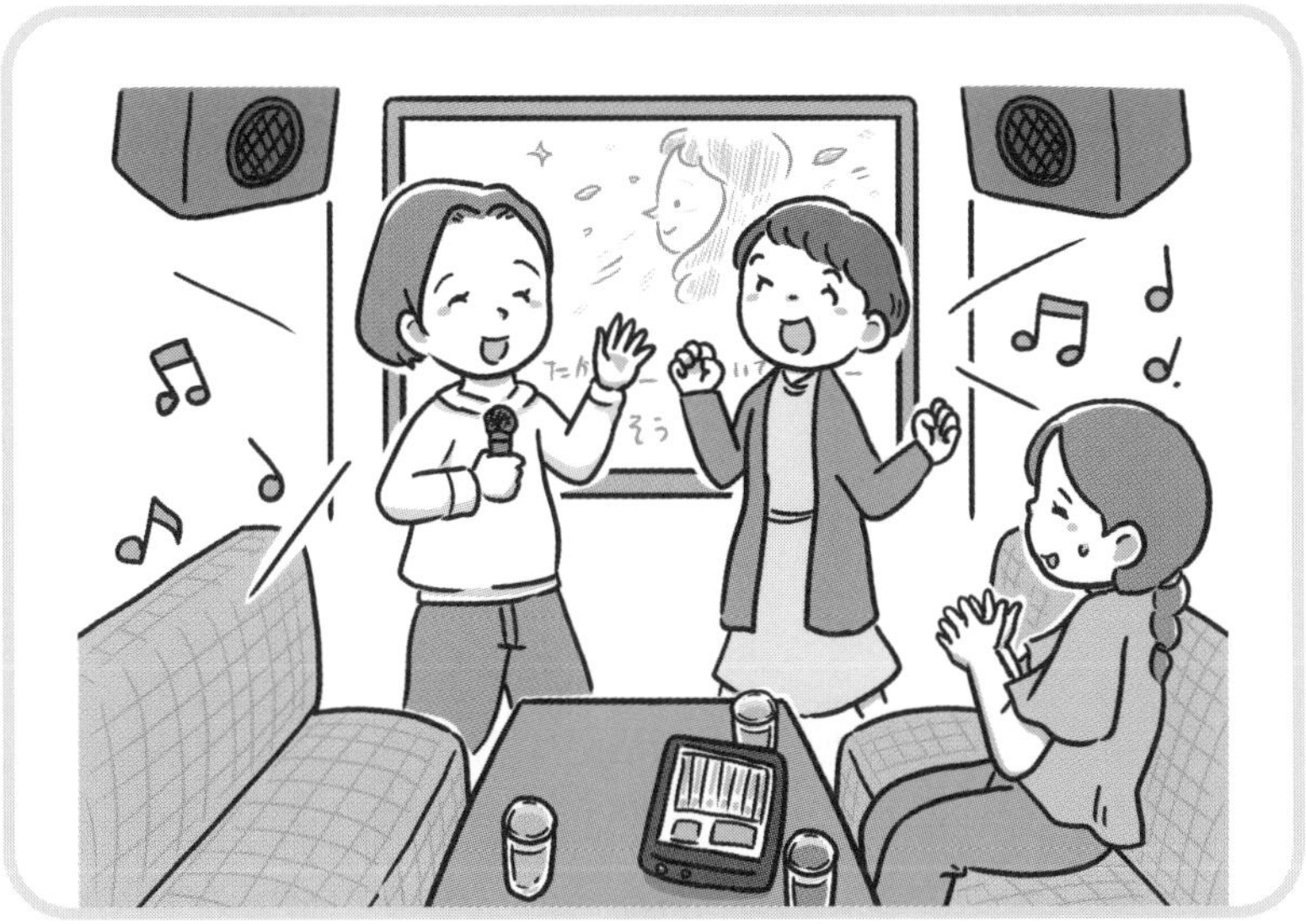

★ワンポイント解説

プリセプターは、早く仕事になじんでもらおうと一所懸命でした。コミュニケーションが得意な人には、とても恵まれた環境ではないかと思います。しかしコミュニケーションが苦手なＥさんにとっては、**仕事の緊張が終業後も続く**ため、ストレスでアトピーを発症したのでしょう。

コミュニケーションが苦手なＺ世代の中には、１人で自分の好きなＹｏｕＴｕｂｅを見る時間が、唯一の自分の癒やしになるタイプがいます。このタイプの場合には、早く家に帰らせてあげることが、次の日のエネルギーの充電につながります。

★具体的な対応例

コミュニケーションが得意なタイプか苦手なタイプかを見極めるため、新人の帰宅後の過ごし方をプリセプターは聞いてください。

友達とカラオケに行くなど、社交的な面が見られれば、仕事以外の時間にも付き合ってあげると喜ぶと思います。

逆に「家では1人で動物のYouTubeを見て癒やされることが多い」と言われれば、早く家に帰らせてあげることがお勧めです。

コミュニケーションが苦手なタイプは、持っているエネルギー量が少ないため、終業後に遊びに行くと、次の日の仕事に影響が出ることがあります。仕事に慣れるまでは、帰宅後の本人流のエネルギーの充電を優先させ、とりあえず1年間休まず勤務できることを目指しましょう。

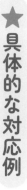

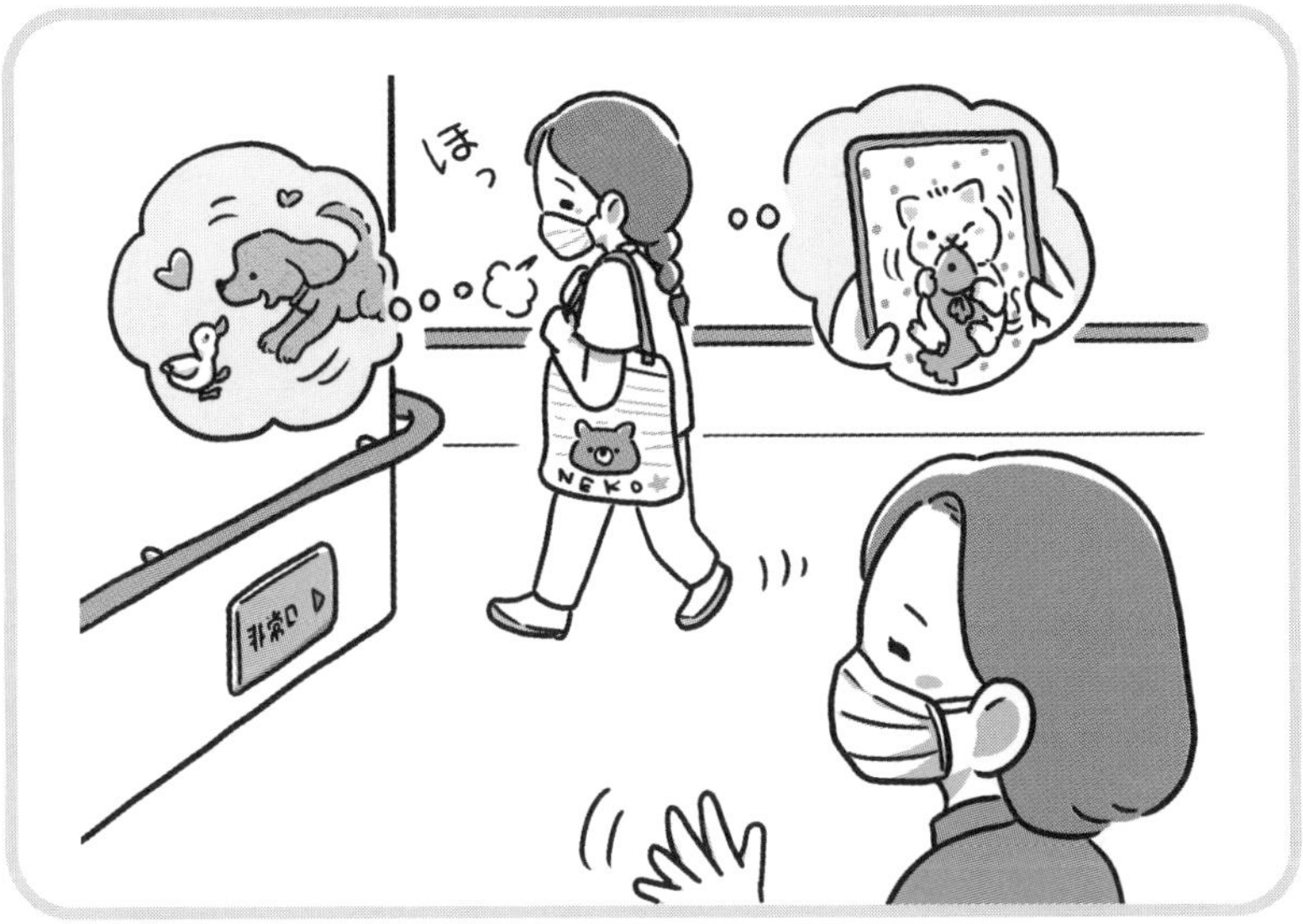

★将来の見通し

コミュニケーションが苦手なタイプでも、1年たつと、少し自信がついてくると思います。自信がつくと、仕事でのエネルギーの使い方がわかってくるため、終業後に行動できるようになるかもしれません。そのタイミングで、食事に誘ってあげてください。

エネルギーが少ない間は、スモール・ステップで職場へ適応できるように新人を支援するといいでしょう。

225ページで似た事例を紹介しているので、参照してください。

6 教員より自分が正しいと自己主張

Ｆさんは看護学校の学生です。高校時代は医学部を目指していました。医学部には合格できず、それでも「医療の現場で仕事をやりたい」と考えて看護学校へ入学しました。専門科目には興味があり、授業に関連したＹｏｕＴｕｂｅを見て予習をすることがありました。

あるテストで、教員が採点ミスをしました。Ｆさんはすごい剣幕で職員室にやってきて、自分が正しいことを主張しました。そのときは教員がすぐに訂正して謝罪をし、場は収まりました。

ところが次の授業から、揚げ足を取るような質問をするようになりました。「先生は○○と説明されましたが、ＹｏｕＴｕｂｅでは××と言ってました。どちらが正しいのでしょうか？」と発言するので、教員は頭が痛くなります。

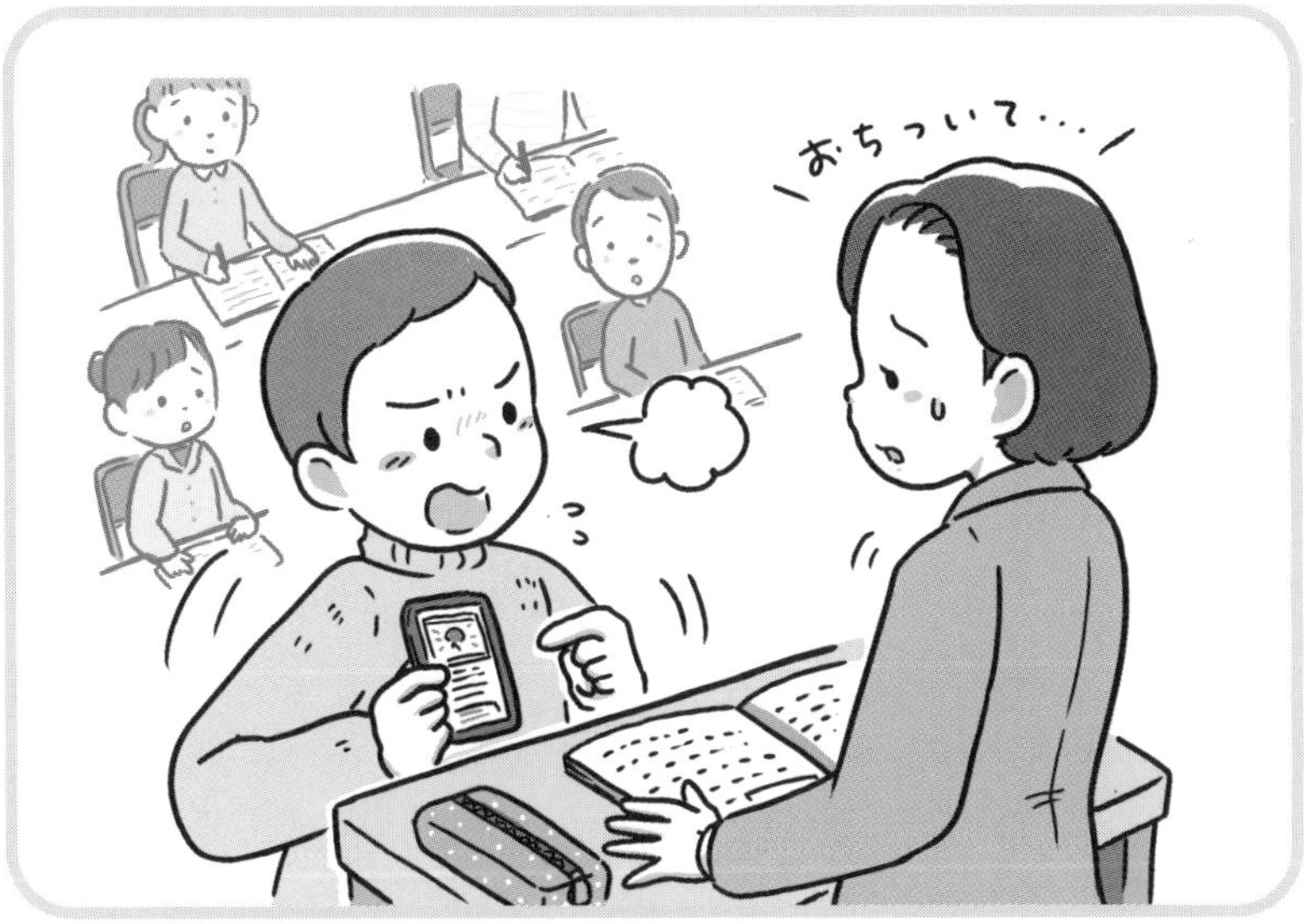

★ワンポイント解説

Fさんの言動を見ると、こだわりが強いところは、発達障害の特性と思われる点もあります（142ページ参照）。加えて、Z世代であることを加味すると、**「ネット上の世界がすべて正しい」**と思っているのかもしれません。

Z世代は、学びを得たい場合はYouTube、トレンドや時事を知りたい場合はX、空き時間を埋めたい場合はTikTokというように、それぞれのSNSが持つ特徴をうまく使って、情報を集めて活用しています。

「自分は最新の情報を知っている」という自

負があるためか、他者が少しでも間違ったことを言うと気になり、すぐに質問したり訂正を求めたりします。

その際、知りたいことはデジタル的で、**「YESかNO」つまり「正しいか正しくないか」が、最初に気になる**ようです。

★具体的な対応例

YouTubeの情報は最新かもしれませんが、定着した知識ではない可能性もあるので、授業では教科書を優先することを教員は伝えましょう。教科書の知識を補完する目的でのYouTubeによる学習は、推奨してもよいかもしれません。

第2章で紹介するゆとり・さとり世代の中には、ベテラン世代との間で「コミュニケーションのズレ」が発生するケースがあります（85ページ参照）。

これがZ世代になると、**「コミュニケーションの対立」として問題が表面化する**ことがあります。前述の「正しいか正しくないか」の部分にZ世代が気を取られて全体を見ようと

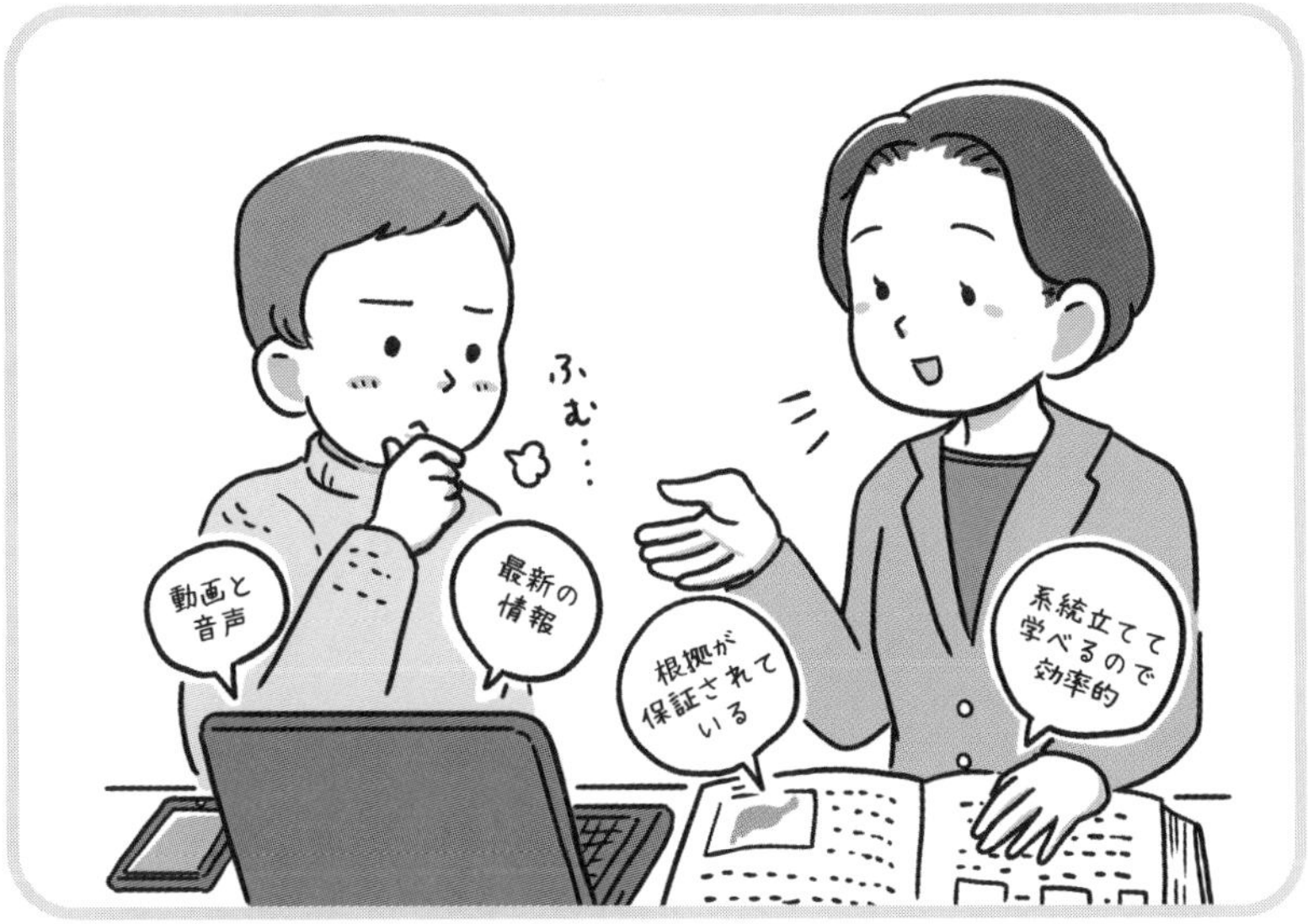
ふむ…
動画と音声
最新の情報
根拠が保証されている
系統立てて学べるので効率的

しないところは、今後の課題かもしれません。少なくとも看護においては、人間味のあるアナログのよさを学ぶ機会を増やしてほしいと思います。

★将来の見通し

病院実習へ行くようになると、人間味のあるアナログのコミュニケーションが求められます。

まずはベテラン世代がZ世代の価値観を認めつつ歩み寄っていき、病院実習に向けてアナログのコミュニケーション方法を身に着けてもらいましょう。

7 言うこととやることがちぐはぐ

学生時代は優秀な成績で、クラス委員をやっていたGさん。教師たちから将来を期待されていました。入職後、新人研修の時期は積極的な発言があり、周囲から高評価でした。しかし、病棟に配属された頃から、言うこととやることがちぐはぐな感じになってきました。

例えば、シーツ交換を実施する前に注意事項を聞かれると、「患者さんが不安にならないよう、これからやることを説明し、何分くらいかかるかを伝え、雑談の中で最近の病状を確認しながら実施します」と完璧《かんぺき》な回答でした。

ところが、実際のシーツ交換では「これからシーツ交換をやります」と言っただけで、それ以降は無言で表情が硬いまま、黙々とシーツを交換していました。終了後に注意されると、Gさんは「時間がないから仕方がないでしょう」と逆切れしました。

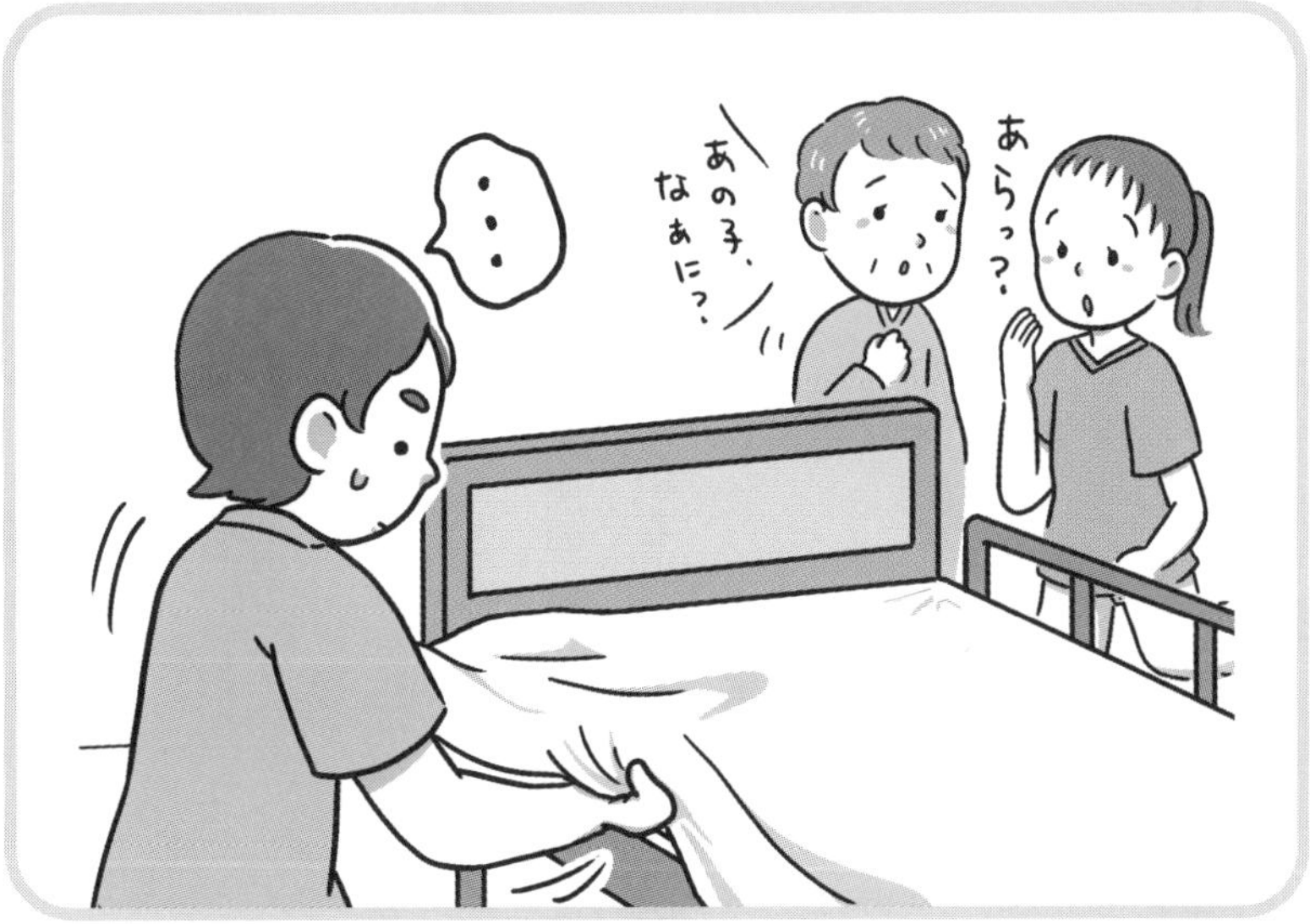

★ワンポイント解説

Z世代はプライドが高く、いつでも質問に答えられるように、頭に知識を詰め込むところがあります。これは質問への回答を準備することが目的で、いわゆる「**知識の鎧**《よろい》」で**自分を守る**というイメージです。同時に、**不安の裏返し**でもあります。「質問に答えられないかもしれない」と安心できず、がんばって知識の鎧を身にまとおうとするのです。

知識に関する質問に対しては、知識で回答すればよいので答えられますが、実際のところは理解が不足していることも少なくありません。その場その場に適応した行動ができるまでには至らないことがあります。

★具体的な対応例

質問に対しての回答が優等生的で、実際にやれるのかが心配に思えたときは、本番に入る前にチェックすることがお勧めです。

例えば、シーツ交換のやり方を完璧に答えられた際には、「シーツ交換のやり方については、よく勉強していると思います。実際にそのとおりにやって見せてください」と言い、患者さんに協力してもらって試行してみるのはいかがでしょうか。

そのとき、Z世代への評価の出し方には注意が必要です。

Z世代は他者からの評価を気にするため、「シーツ交換は丁寧にできていたと思います。しかし、もう少し笑顔で患者さんとコミュニケーションを取りながらやれると、よりいいと思います」というように、**承認欲求を満たしながら次の課題を出す表現がよい**でしょう。

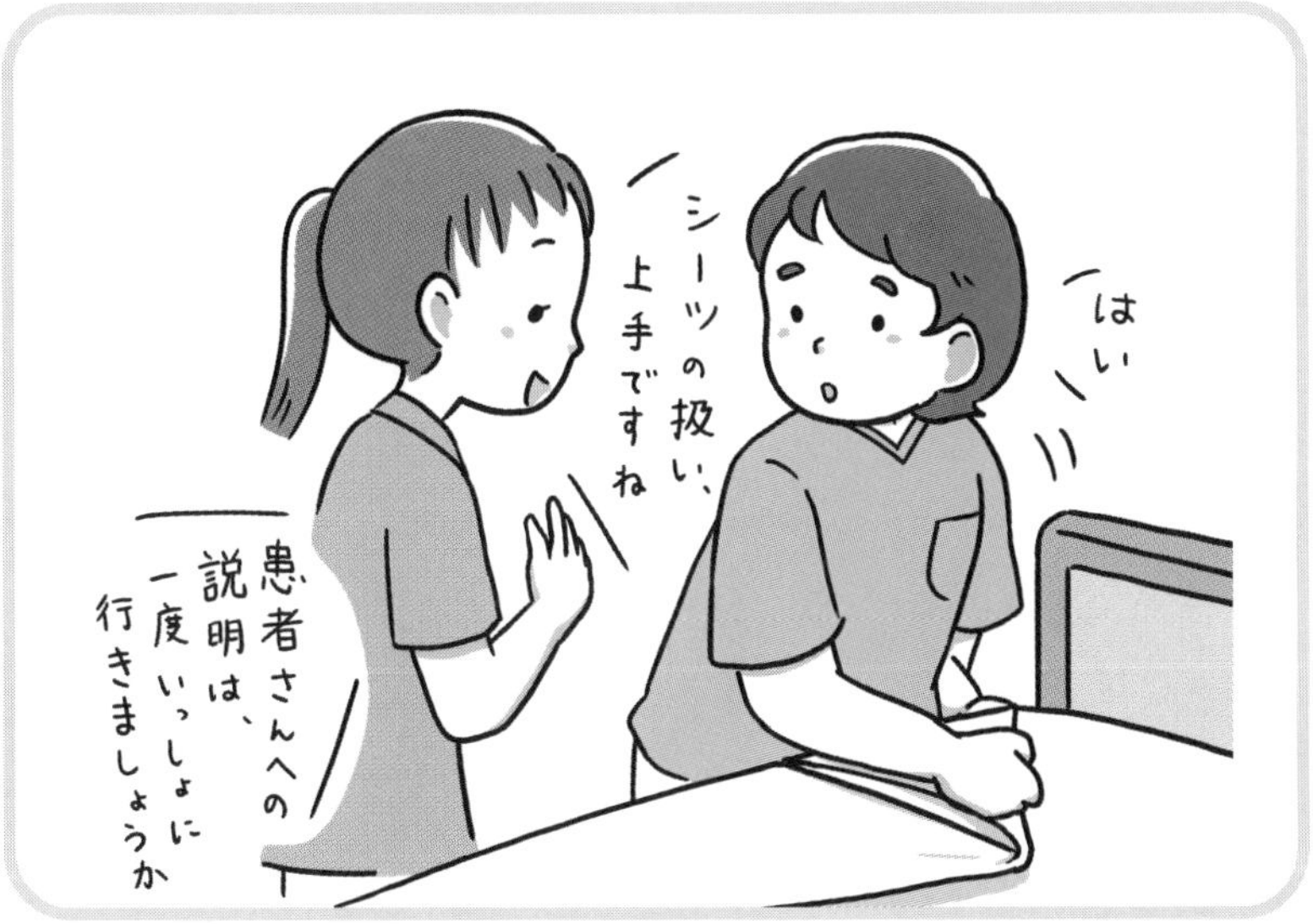
はい
シーツの扱い、上手ですね
患者さんへの説明は、一度いっしょに行きましょうか

★将来の見通し

最初は知識が先行し、行動が伴わないこともありますが、体験が増えて自信がつくと、言うこととやることが一致してくると思います。そのときは**素直に褒めてあげると、よりがんばる気になる**でしょう。

Z世代は、自分が傷つかないように知識で武装します。がんばって得た知識なので、現場での経験によって知識の意味が納得できるようになってくれば、やがて自分のものにして行動も伴っていくでしょう。その力はあるはずです。

8 仕事の休みをＬＩＮＥで連絡

Ｈさんは、仕事に来れば明るい言動が患者さんに好印象で、みんなからかわいがられています。仕事は可もなく不可もなくといった感じで、本人なりにはがんばっていました。周囲を困らせているのは、ときどき仕事を休むことで、その際の連絡方法がＬＩＮＥによるものなのです。休む理由はいつも体調不良なので、Ｈさんにあまりきつく注意できません。ただ、仕事の大事な連絡をＬＩＮＥでするのはいかがなものかと、看護師長は思っていました。

先日、「仕事の休みの連絡は電話でしてください」と注意されるとＨさんは驚いて、「なぜＬＩＮＥではいけないんですか？」と逆に質問しました。『大事な連絡は正規のルートですることが常識である」と看護師長が話しても、Ｈさんは『正規のルートが常識」の意味がよくわからず、その後も休みはＬＩＮＥで連絡してきます。

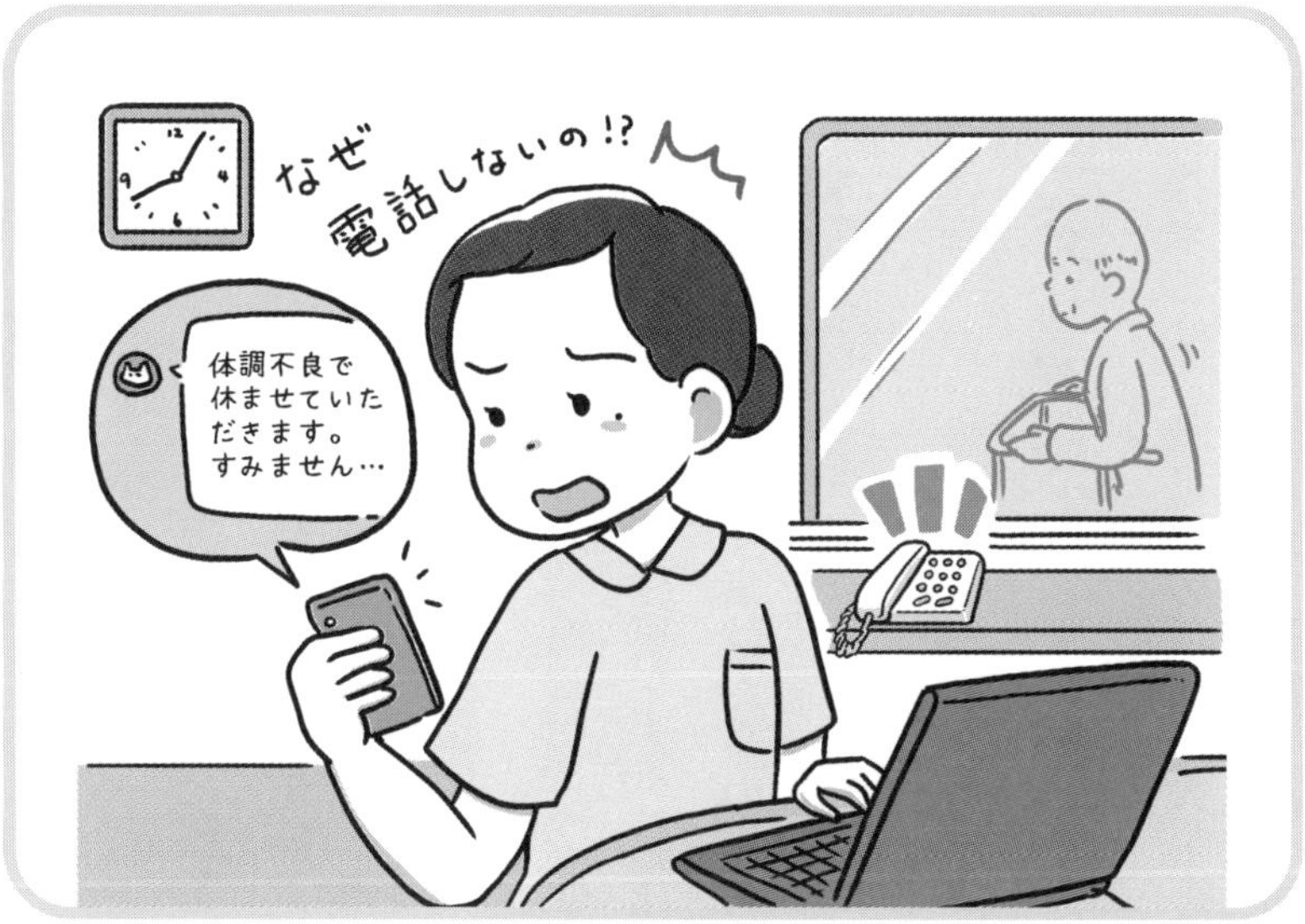
なぜ
電話しないの!?
体調不良で
休ませていた
だきます。
すみません…

★ワンポイント解説

ベテラン世代は、仕事の休みを連絡する際に電話を使うのが常識です。これは、「昭和の頃には電話しかなかった」という時代背景があるのかもしれません。

今どきのZ世代は電話を使う習慣がなく、LINEのほうが常識となっているケースがあります。ここで、**かつての常識と今の常識が戦っている**わけです。

社会人としてのルールは、病院や学校ごとの判断に委ねられるため、決められた方法をZ世代には遵守してもらえばよいと思います。

★具体的な対応例

「休みを取るときは電話を使う」と職場で決めた場合は、連絡は電話のみを受け付けると看護師長は伝えてください。Z世代は、マニュアル世代でもあるので、**マニュアルが決まれば守れる可能性が高い**でしょう。

「LINEも可」とした場合には、Z世代は働きやすい職場だと認識するかもしれません。その上で、「○時までに連絡をする」「休みの理由を明記する」「仕事の内容で連絡が必要になる場合があるので、病院からの電話には必ず出る」など、職場が必要とするルールを守らせましょう。

★将来の見通し

近い将来には、職場はZ世代が大半を占めるようになるため、LINE、もしくはそれに代わる新しいツールが、連絡手段の常識になっている可能性があります。

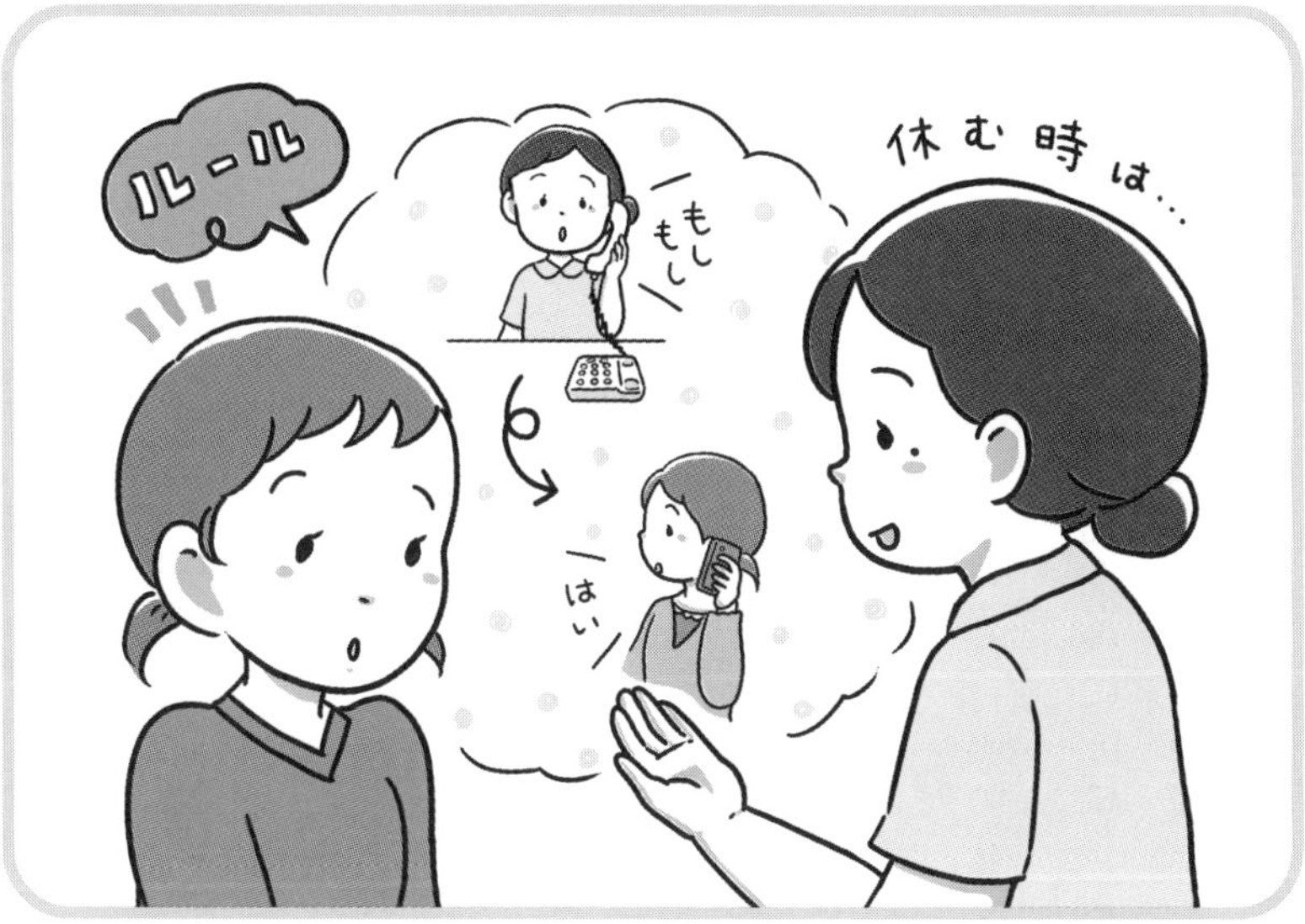

現在の移行期では、Z世代に合わせているような違和感を、ベテラン世代は抱くかもしれません。しかし、新人を離職させないためには、柔軟な対応が必要になってくるでしょう。

また、休むときの連絡にLINEを使うことを許可した場合、病院から必要な連絡があっても、Z世代は既読無視することがあります。そのため、必ず「病院からのLINEには返信をする」「電話が来たら必ず出る」と約束しておくことがお勧めです。

9 自己主張がしつこい

Ｉさんは、学生時代の成績はあまりよくなかったものの、プライドだけは高く、いつも理想論を力強く口にします。学生時代には、学園祭の実行委員長に立候補して落選したことがショックで、不登校になりかけたことがありました。

採用後の新人研修では「私はこの病院の救命救急がやりたくて就職しました」と言い、そのときは意欲的で頼もしいという印象を周囲に与えました。

新人研修も終わり、面談で看護部長は希望の病棟を3カ所聞きました。そしてＩさんの適性を考え、第3希望の病棟に配属しました。

すると、Ｉさんは看護部長に面談を申し込み、「なぜ第1希望の救命救急ではないのですか?」と詰め寄りました。「配属は看護部で決めるし、ローテーションがあるので、いず

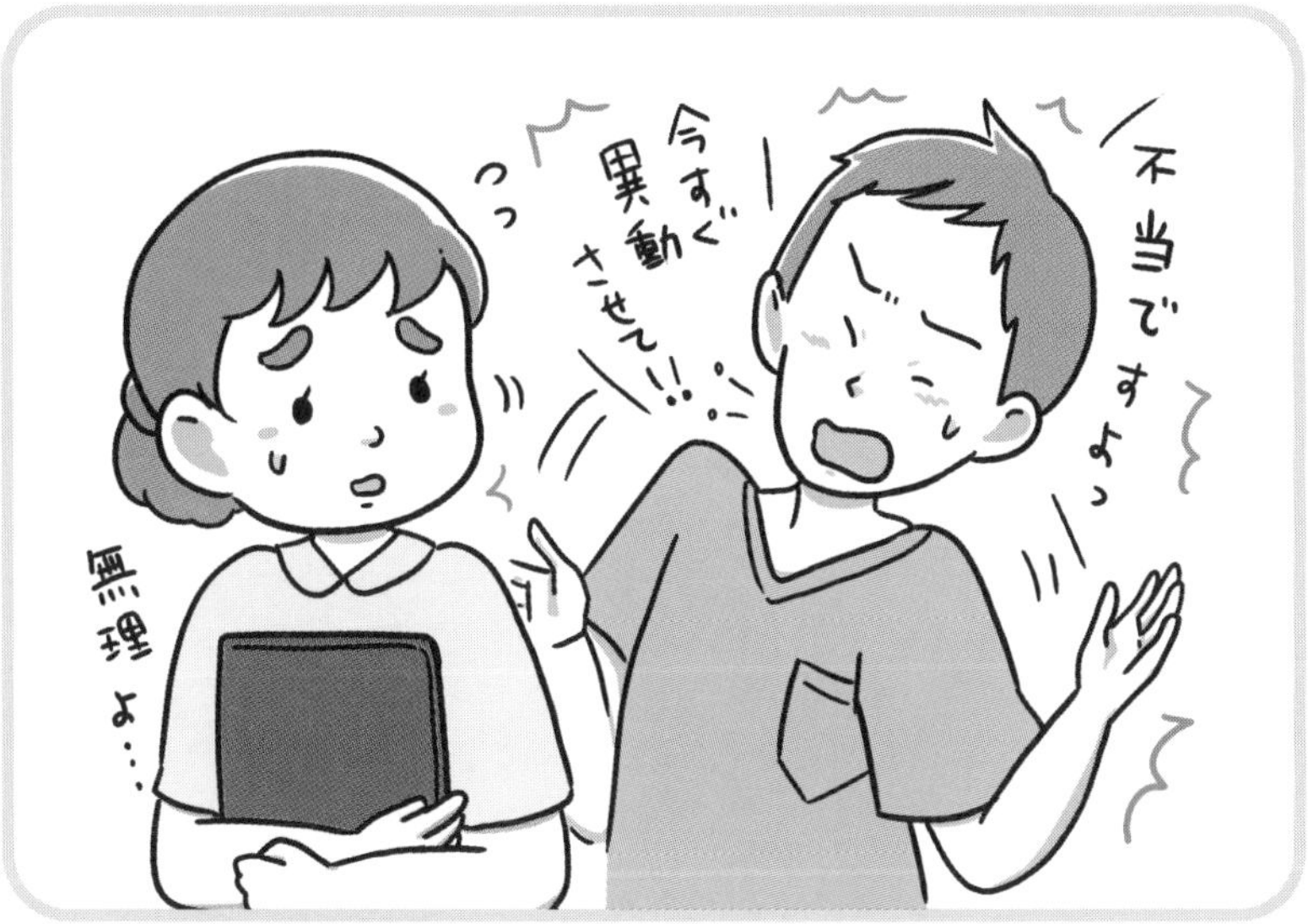

れ救命救急に行ける可能性もある」と伝えられても、Iさんは納得せず、しつこく救命救急を希望し続けました。後からわかったことですが、「救命救急は一番優秀な人が行くところだ」とIさんは思い込んでいたために、強く希望したようです。

★ワンポイント解説

こだわりの強さから、発達障害のグレーゾーンのように見えるかもしれません（142ページ参照）。ただ、Z世代の特徴の一つに**「〇〇の部署以外は意味がない」という考え方**が挙げられます。**「自分にとって価値があるかないか」の2択で物事を判断**し、例えば、「学生時代に学園祭の実行委員長を取られた同級生に勝つには、救命救急に行って見返すしかない」という考えになると、救命救急に行くしかありません。実行委員長になれなかったことでプライドが傷つけられ、傷を癒やすために就職したという一面もあるでしょう。

周囲は、Z世代のペースに巻き込まれないことが大切です。

★具体的な対応例

Z世代の一部には、自分本位の考えから予期せぬ行動を起こすことがあるため、注意が必要です。未熟な癇癪《かんしゃく》持ちで、子どもであればともかく、大人なので対応を誤るとこじれて、どんどん面倒になっていくことがあります。

Iさんに対しては、救命救急へ行きたい理由を面談で聞いて、受け止め、Iさんの意欲は承認します。その上で、救命救急のスタッフになるための条件を提示し、道筋を明確に示しましょう。本人の努力が見られ、救命救急の適性が認められた際には、救命救急への

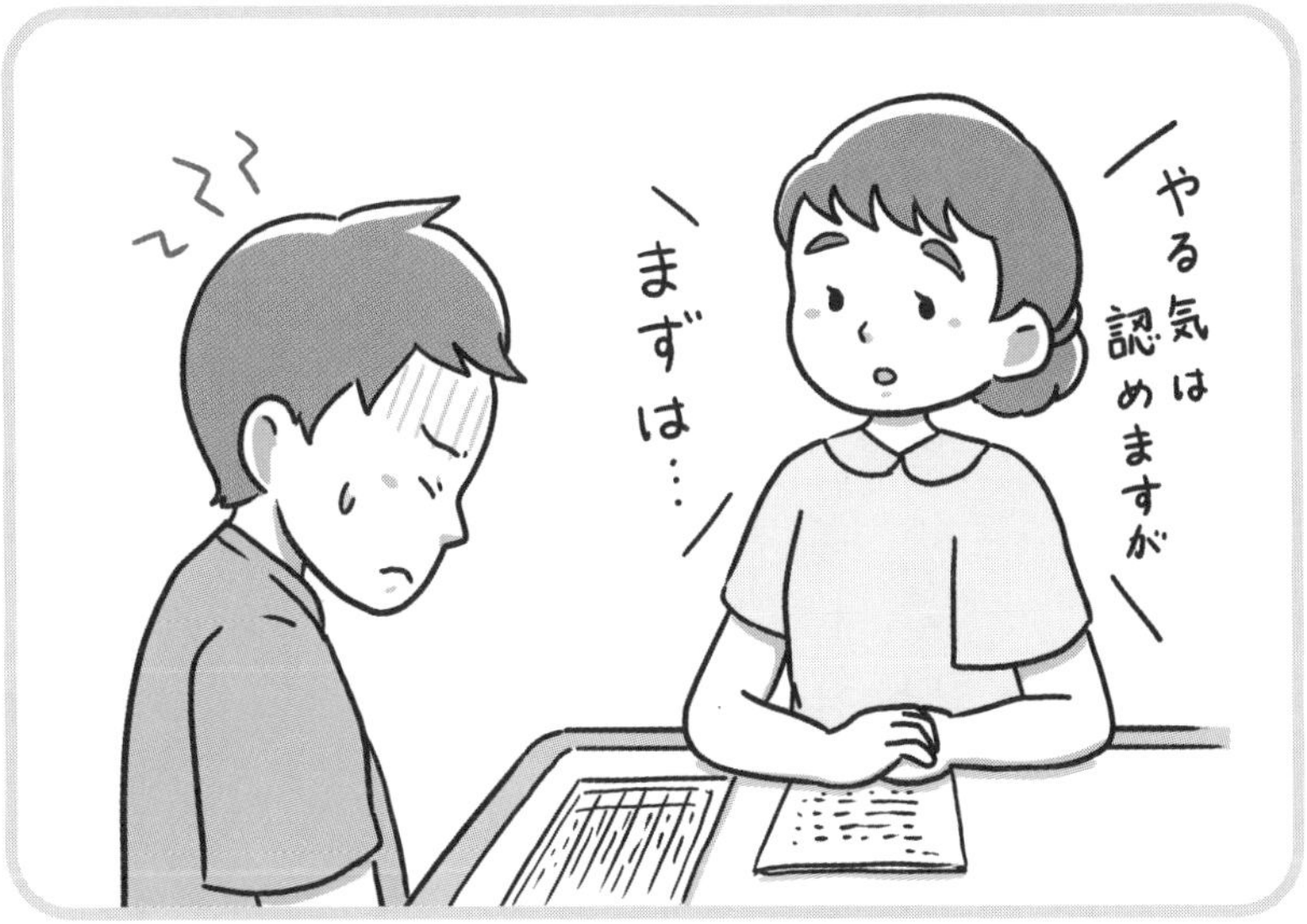

異動を検討すればよいのです。

★将来の見通し

このタイプは、エネルギーがあるため、管理職がうまくコントロールしなければトラブルにつながることがあります。一度トラブルになると、かなり面倒なことに発展する可能性も高いでしょう。**本人のエネルギーが、いつも建設的に使えるように周りが支援する**ことが必要かもしれません。

病院のためにエネルギーを使ってもらえると、思いがけない成果を出す可能性もあるため、期待を込めてIさんを支援しましょう。

10 ＬＧＢＴＱのトイレ問題

Ｊさんは、休日はピアスやアクセサリーを身に着けるなど、おしゃれな今どきの男性です。新人で入職したときから物おじせず、誰とでも話をするため、スタッフや患者さんからの評判もよく、「よい人材を確保できた」と喜ばれていました。

ある日、看護師長に相談したいということで、面談が行われました。すると「これまで隠していましたが、私はＬＧＢＴＱです」とＪさんはカミングアウトしました（ＬＧＢＴＱについては、60ページ参照）。

看護師長が驚いて話を聞くと、現在、恋人の男性と同居生活を送っていることがわかりました。

恋人との同居については問題がないのですが、Ｊさんは次に「お化粧を念入りにしたい

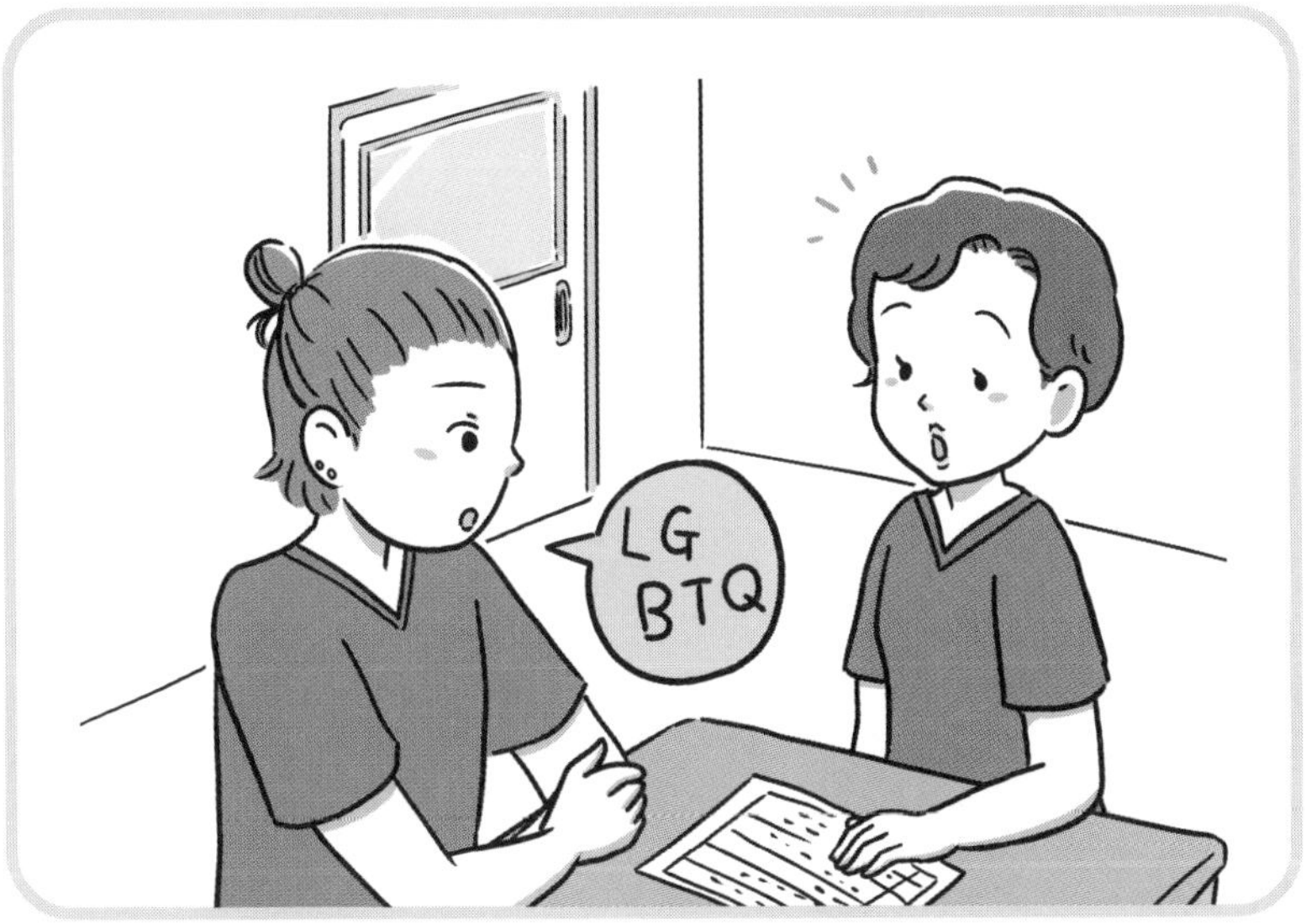

ので、病院の女性専用のパウダールームを使わせてください。私は平等に使用する権利があると思います」と要望してきました。

★ワンポイント解説

近年、**働く人の人権をどう守るのかが、職場の大きな課題**になってきました。

ＪさんがＬ Ｇ Ｂ Ｔ Ｑであることをカミングアウトしただけで、看護管理者はどう対応していくかが悩ましいところです。付随してさまざまな要求が出てくると、悩みは増えると思います。

アメリカのギャラップ社の調査によれば、LGBTQを自認していると回答したアメリカの成人の割合は、2012年の3・5％から、2021年には7・1％と倍増しています。Z世代で、LGBTQを自認する成人は21％で、Z世代が増加をけん引しているようです。

このため、今後はJさんと同様の事例が増えていく可能性があります。

★具体的な対応例

日本の大学生を対象にした調査では、「LGBTQなど性やジェンダーに配慮する」と回答した人は72・9％でした（60ページ参照）。自分が当事者でなくても、権利や差別撤廃を訴えている人たちに対しては、声を上げていることを評価し、応援したいと感じるようです。Z世代は、Jさんの要望を抵抗なく受け入れられる可能性があります。

逆に配慮すべきなのは、**周囲（上の世代）の権利をどう保障するか**だと思います。

今回の事例に当てはまるかわかりませんが、障害者の合理的配慮指針（平成27年、厚生

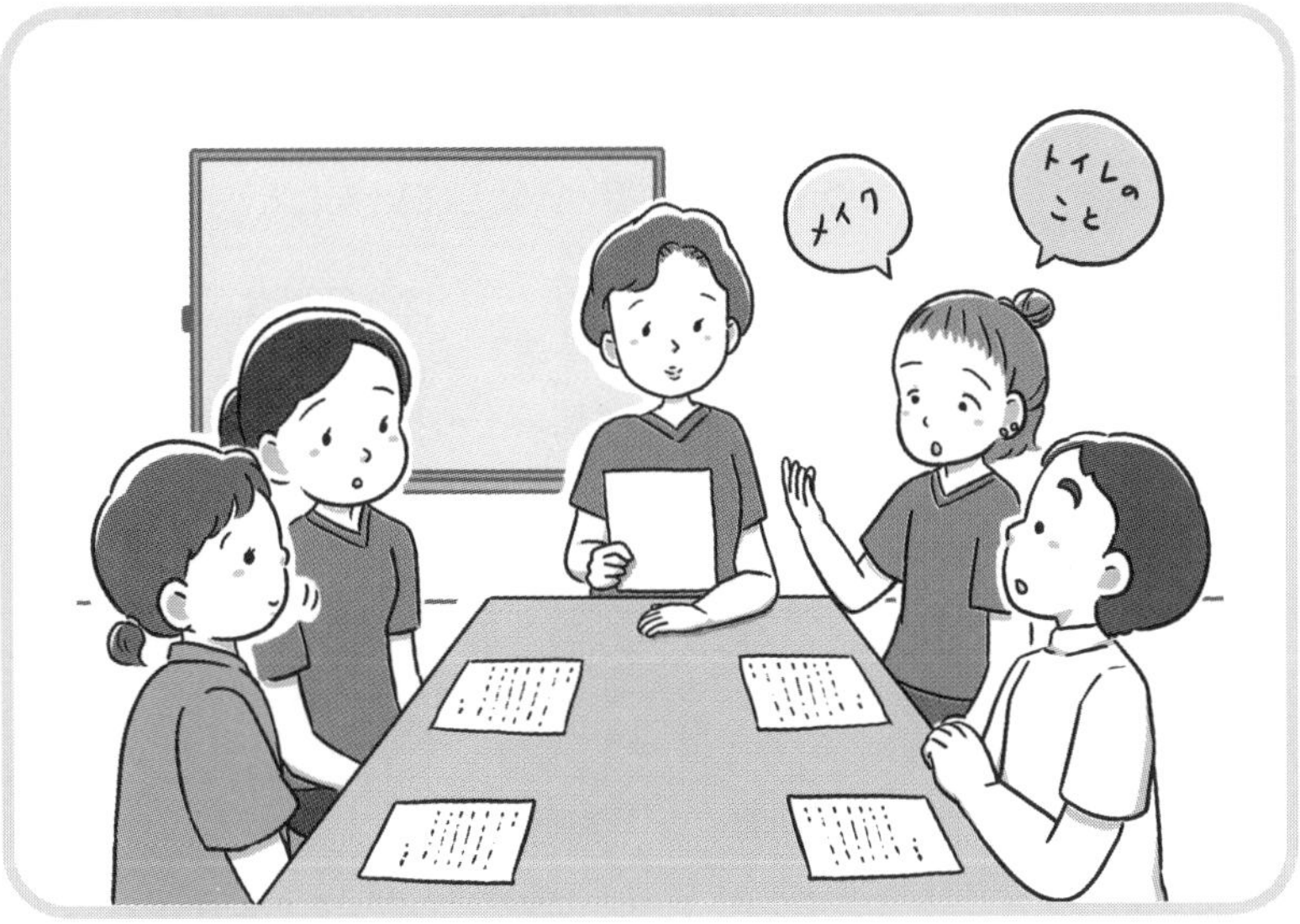

労働省）の中の基本的な考え方では、「合理的配慮は、個々の事情を有する障害者と事業主との相互理解の中で提供されるべき性質のもの」とされています。

これを参考にすると、落としどころは相互理解の中で成立する範囲の対応に留まります。ですから、しっかり議論し、各病院で結論を出すといいのではないでしょうか。

★将来の見通し

将来、Z世代が中堅になり、病院の中心で活躍している頃には、LGBTQの人たちは自然な形で職場に溶け込んでいるのではないかと思います。

全国の大学生72.9%がLGBTQなどに配慮するのが常識と思っている

Q.常識だと思い行動していること

1位	LGBTQなど性やジェンダーに配慮する	72.9%
2位	節水、節電を心掛ける	69.3%
3位	ゴミや廃棄物が出ないように工夫する	68.2%
4位	リユース、リサイクルできるようなものを確認し、ごみの分別を行う	66.3%

※回答数1,073、複数回答
※産業能率大学プレスリリース「全国の大学生が描く2030年のウェルビーイングな社会」より、表作成
https://www.sanno.ac.jp/news/pressrelease/2021press/20211001_01.html

病院としては大切な人材なので、周囲の理解を得ながら、LGBTQの人も、そうでない人も、働きやすい環境を柔軟に整備していくことが求められるでしょう。

※LGBTQとは、「Lesbian（レズビアン）」、「Gay（ゲイ）」、「Bisexual（バイセクシュアル）」、「Transgender（トランスジェンダー）」、「Queer（クィア）／Questioning（クエスチョニング）」の頭文字を取った、性の幅広いあり方の総称。

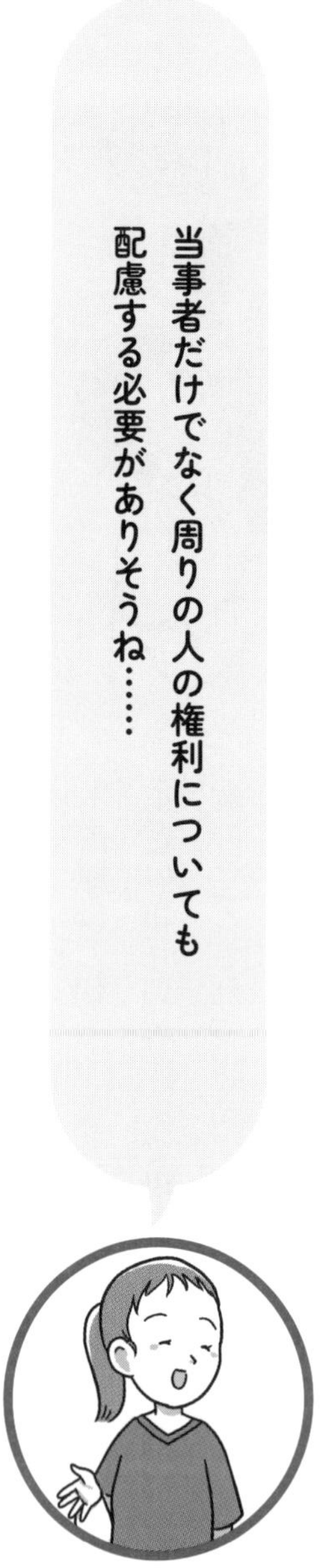
当事者だけでなく周りの人の権利についても
配慮する必要がありそうね……

第2章

ゆとり・さとり世代への対応策

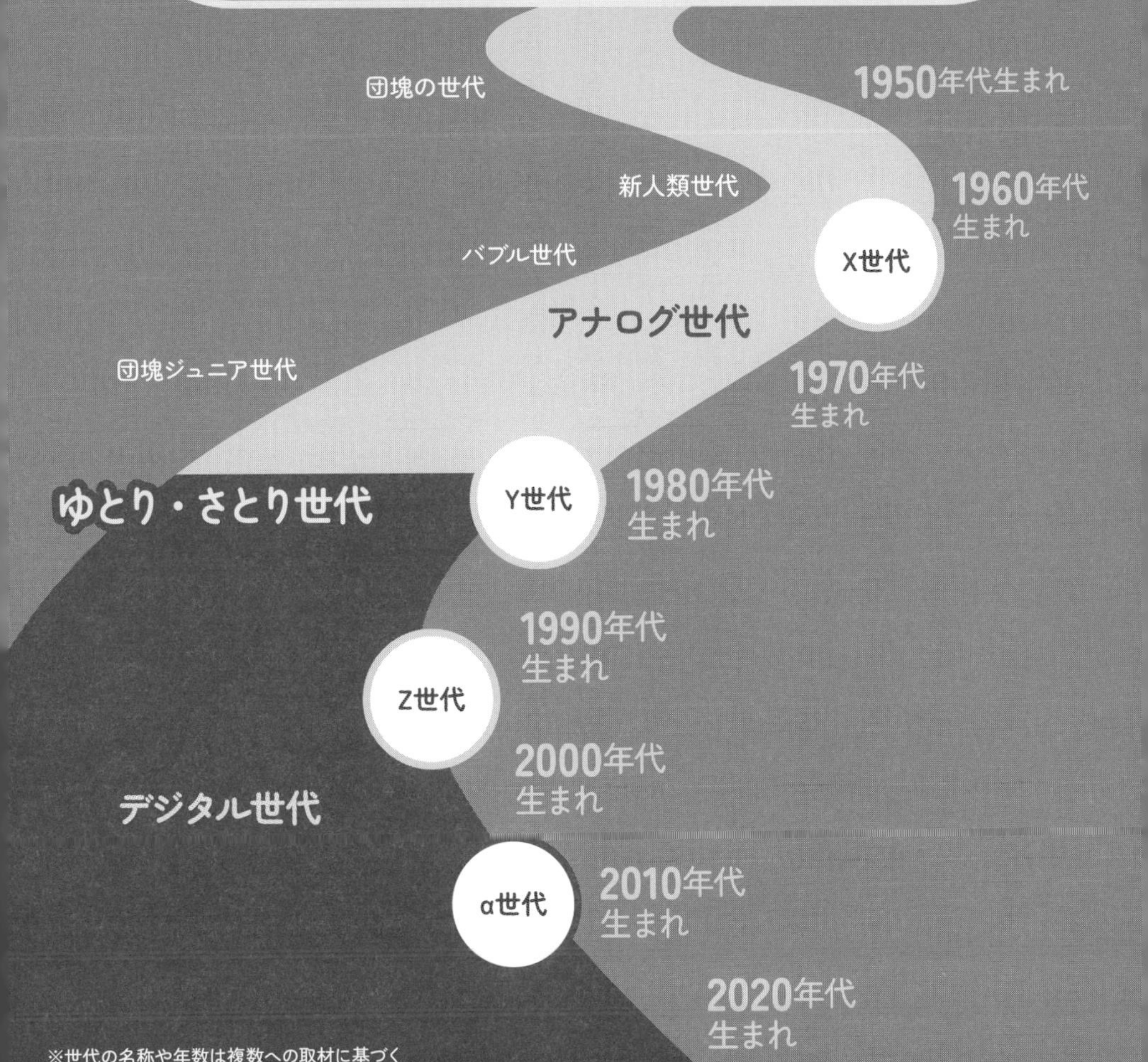

※世代の名称や年数は複数への取材に基づく

★就職で社会の厳しさを知り、不適応を起こすことも

ゆとり・さとり世代は、1987～2004年生まれ（20歳前後から30歳代まで）を指すといわれています。この世代には、次の４つの特徴があります。

❶所有や出世にこだわらず、最低限の生活が送れたらよいという価値観を持つ
❷コストパフォーマンス（費用対効果）を重視し、ストレスフリーな仕事を好む
❸自分の権利を主張し、思いが通じなければ相手に問題があると考えがちである
❹「わかりました」「がんばります」と口では言うけれど、あまりその気はない

この世代は、学生時代に手取り足取り教えてもらった経験を持つ人も多く、病院へ就職して急に社会の厳しさを体験したことで、仕事に不適応を起こす場合があります。それぞれの特徴を、次から説明しましょう。

❶所有や出世にこだわらず、最低限の生活が送れたらよいという価値観を持つ

現実的で物欲や出世欲をあまり持たず、最低限の生活を送ることができればよいと考えるようです。このため、就職先には忙しい病院よりも、残業がなく、休みが保証されている病院を選びがちです。

基本的に競争を好まず、個人の価値観を大切にする傾向があります。帰属意識は低く、「一つの病院で、定年退職まで働く」といった考えはあまりないようです。病院への貢献より、個人のスキルを磨くことに興味がありそうです。

❷コストパフォーマンス（費用対効果）を重視し、ストレスフリーな仕事を好む

インターネット環境が充実した時代に育ったこともあり、情報処理の能力に優れているため、効率重視でストレスフリーに仕事を進めようとします。欲しいものを購入する際には、コストパフォーマンスを重視するため、レビューを参考にして、十分に吟味《ぎんみ》したうえでお得なものを探します。しかし、必要がなくなるとすぐにメルカリで売るなど、ものへの執着がないのが特徴です。

上司からの指示には素直に従うのですが、合理的なので無駄を嫌って、指示されたこと

以外はやりたがらない傾向があります。

❸自分の権利を主張し、思いが通じなければ相手に問題があると考えがちである

ゆとり・さとり世代は一人の時間を大切にしたいため、過干渉な人には心を閉ざしがちです。特に仕事とプライベートをしっかり分けている場合が多く、詮索《せんさく》されることを好みません。飲み会を断ったにもかかわらず、さらにしつこく誘われるとパワハラと考えてしまうかもしれません。加えて、精神論が苦手で、「私の若い頃は～」といったフレーズを聞いた瞬間にしらけることもあるようです。このため、昼休憩は一人でスマホを見て過ごすのが普通と考える人もいます。

❹「わかりました」「がんばります」と口では言うけれど、あまりその気はない

「わかりました」と言ってもわかってなかったり、「がんばります」と言っても本音ではがんばる気がなかったりします。こうした行動を取る理由は、とりあえず「がんばります」などと言って、その場を早く終わらせたいだけのようです。言葉と行動に齟齬《そご》があり、ベースにはいわゆる省エネとかコスパ重視につながる思考がありそうです。

★世代の特徴を把握した上での指導が、成功の鍵

ゆとり・さとり世代の中でも、特にさとり世代は、「わからないことはその場で質問せず、後からネットで調べようとする」「やらないで済むなら、極力やらないという思考を持っている」といった特徴があるといわれています。

これに対しては、「今日はわからないと思ったことは、家に帰ってからインターネットで調べてよいことにします。しかし来週からは、わからないことをその場で一つは質問してください」と言い、まずは現状を認めた上で、次に目標課題にチャレンジするといった、2段構えの指導が有効なようです。

1「わかりました！」は口だけ

Aさんは学生時代からお調子者で、誰とでも仲良くできるところが長所です。なにか失敗をしても、「Aさんのことだから仕方ない」と周囲が諦め、トラブルになることもありませんでした。

病院に就職してからは、いつでも元気よく返事をするため、周囲から好感を持たれていました。

入職後2年目になり、Aさんは病棟の物品の注文係を任されました。看護師長から「ゴミ袋を2袋注文しておいてください」と頼まれると、「わかりました！」とAさんは元気に返事しました。ところが、2週間たってもゴミ袋が届かないため、看護師長がAさんに聞くと「あっ、忘れてました」と悪びれた様子なく言います。自分の係は責任を持ってやるよう厳しく注意すると、「わかりました」と言いますが、本当にわかっているか怪しいもの

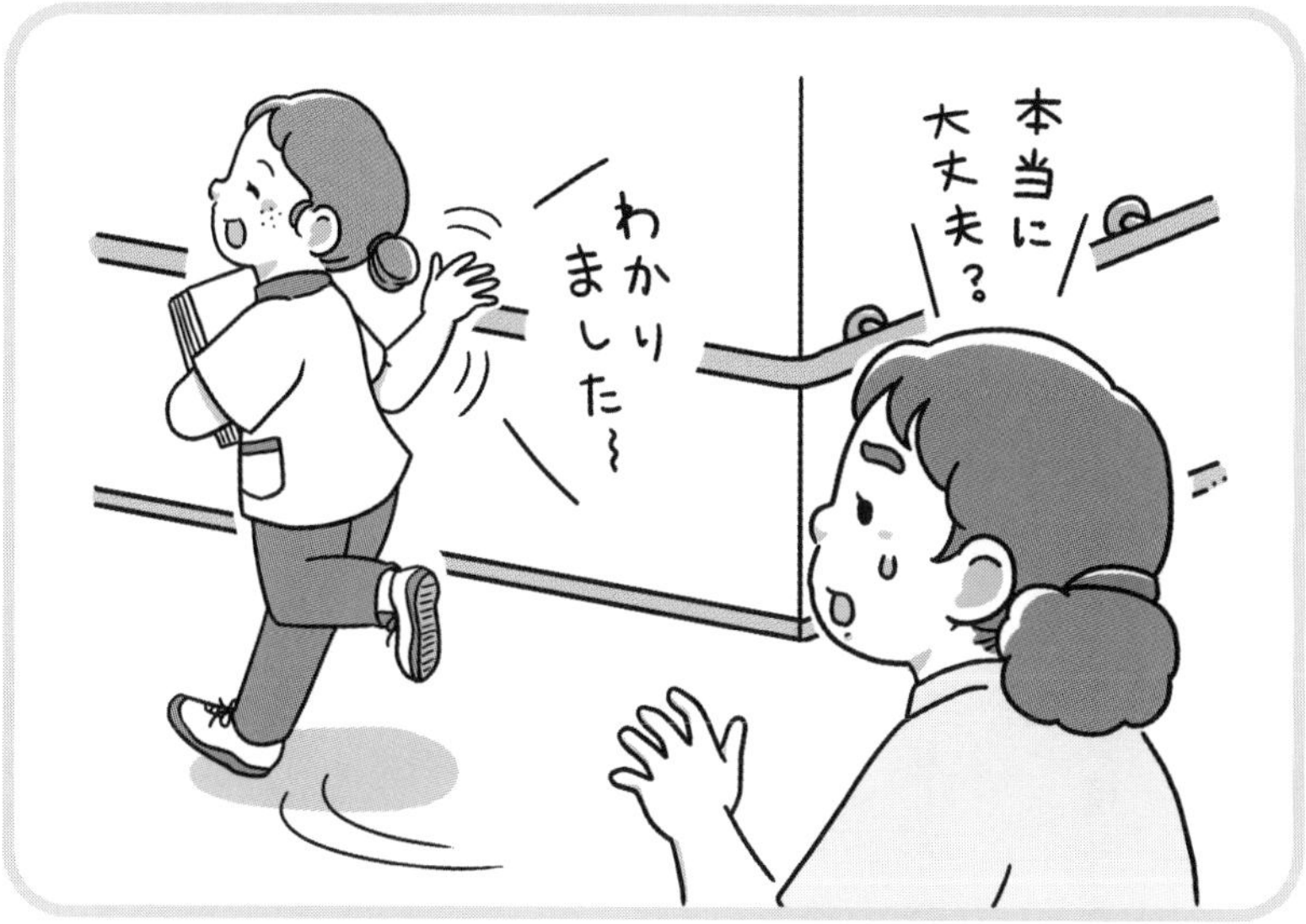

です。

Aさんは、なぜわかってないのに「わかりました」と言うのでしょうか。

★ワンポイント解説

ゆとり・さとり世代の一部には、本当にわかっていなくても「わかりました」が口癖の人がいます。

この世代は**省エネで生きている**ため、なにか頼まれごとを受けると無意識に面倒と考え、**とりあえず「わかりました」と答えて、何もしない**という場合があります。

また、発達障害の注意欠如・多動性障害

（ＡＤＨＤ、１１２ページ参照）の特性がある場合も、同様の凡ミスがあるので、原因を見極める必要があります。ＡＤＨＤの可能性は、新人１年間の行動を見ていれば、忘れ物の多さなどで判断できるのではないかと思います。

１年目で特に問題を感じられなかった場合は、ゆとり・さとり世代のタイプかもしれません。

★具体的な対応例

ゴミ袋の注文を依頼して、Ａさんが「わかりました」と返事をした場合は、すかさず「いつまでに注文できますか？」と返し、Ａさんが「今日中に注文します」と言った場合は、次に「注文が完了したら報告してください」と、**注文が完了するまでの行動をチェックしてください。**

「物品の注文係はいいかげんな気持ちではできない」と思わせることが、責任感を育てることになります。

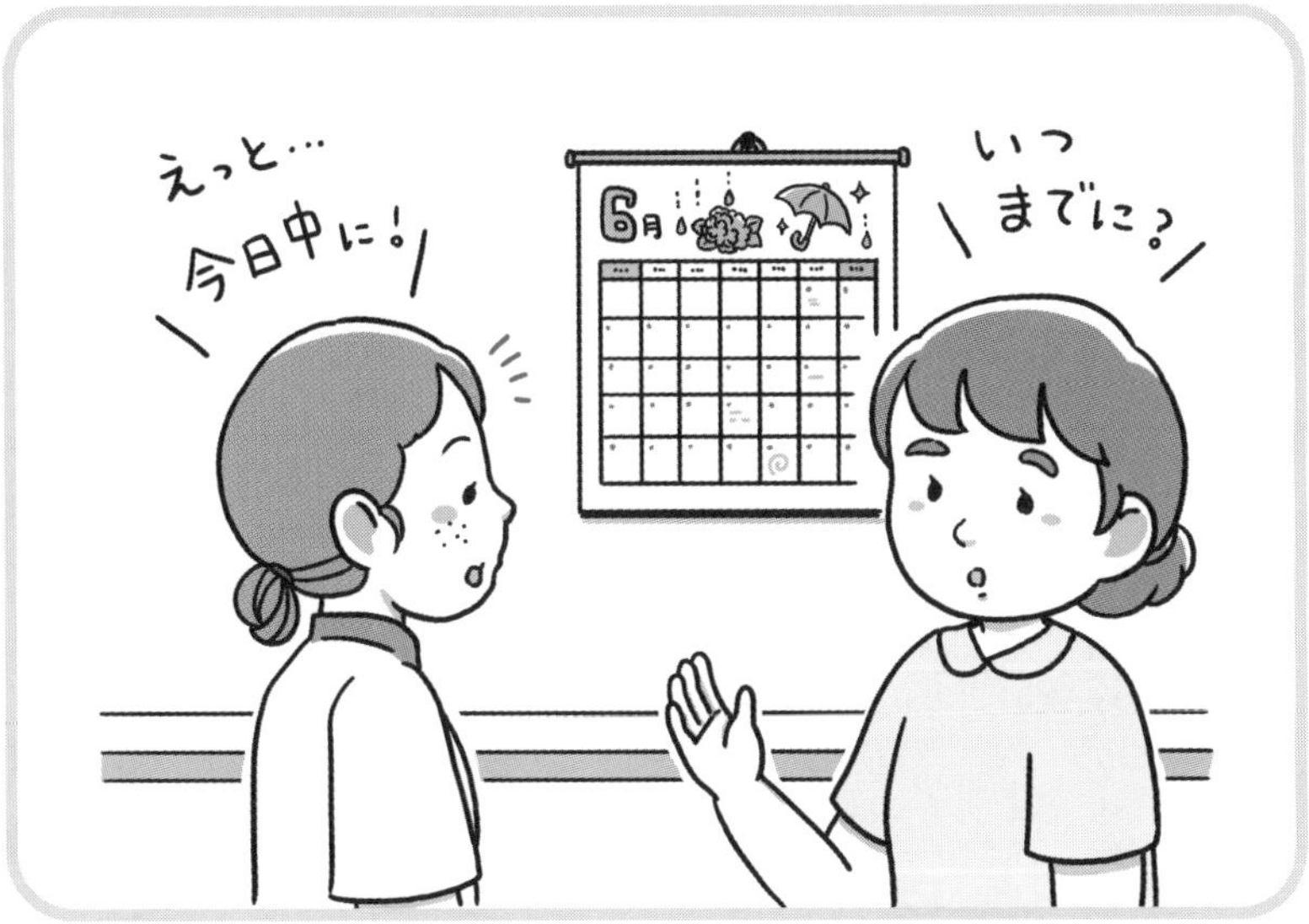

★将来の見通し

Aさんのように、安易に「わかりました」と返事をするケースは、無責任に見えるでしょう。しかし、「うちの病院のために責任感を持った行動をしてください」という言い方をすると、気まずい雰囲気になりがちです。

逆に、「あなたがどこの病院へ行っても責任感を持った行動が取れるよう、この係をがんばってやってください」というように、**個人のスキルアップの話にすると、やる気になる**ことがあります。

2 何度注意しても期限を守れない

Bさんは真面目な性格で、病院内の研修には何でも参加したがります。研修会に参加したときは、いつも一番前で聞き、メモを熱心に取っています。

研修会が終わると、毎回簡単なレポート課題が出されます。締め切りが1週間と決まっているのですが、Bさんは締め切りまでに出せることがほとんどありません。

1週間がたった頃、看護主任が「レポート課題はどうなったの？」と聞くと、「すみません」と謝ります。いつも締め切りに間に合わないことを指摘し、注意すると再度「すみません」と言います。そこで「いつまでに出せますか？」と聞くと黙り込んでしまいます。看護主任も困り、「3日後までに必ず提出してくださいね」と念押しをしました。Bさんが「わかりました」と答えたので面談を終えたものの、看護主任は半信半疑です。

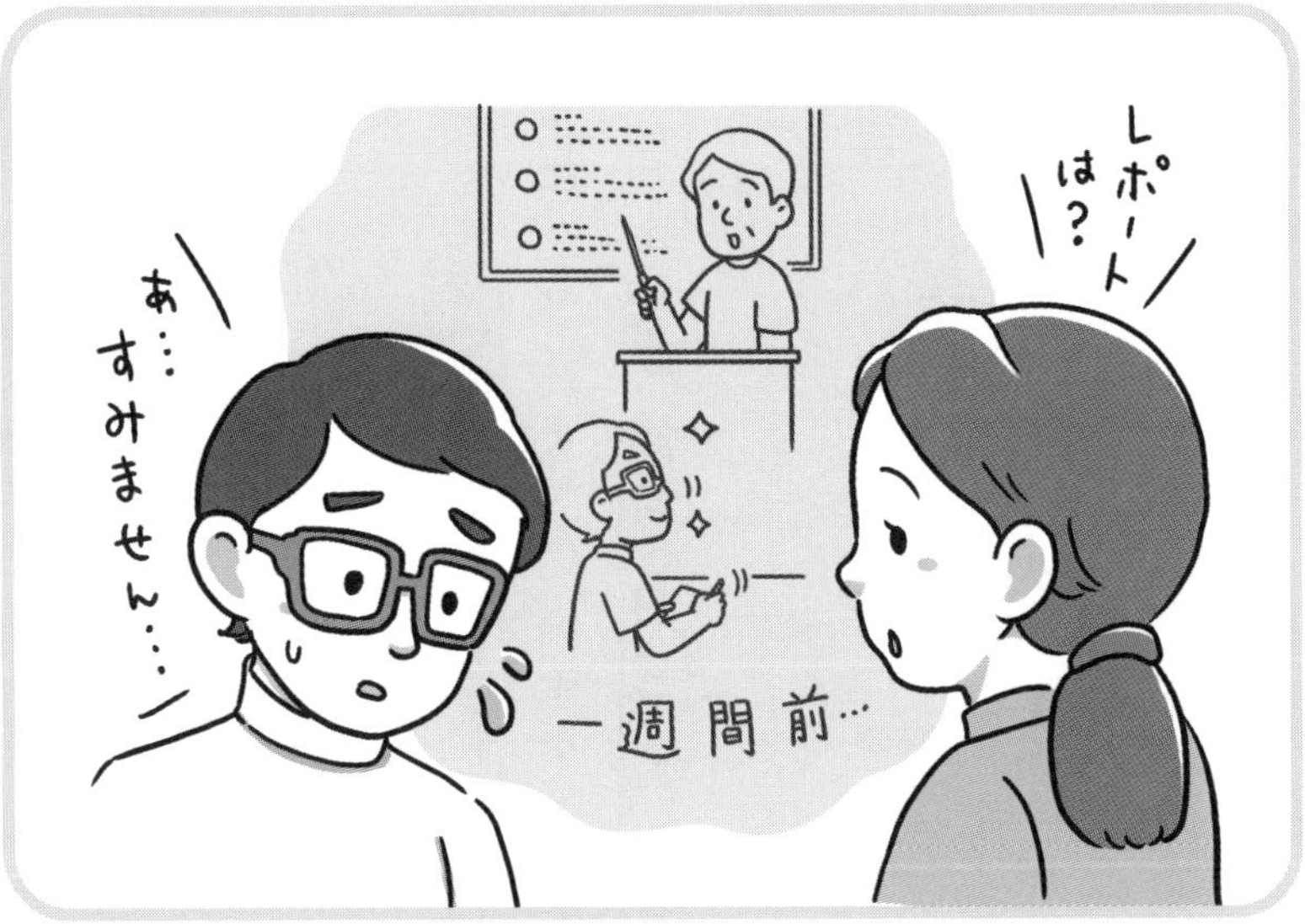

★ワンポイント解説

Bさんは、**見通しをつけることが苦手なタイプ**かもしれません。

1週間後にレポート課題を提出するためには、いつまでに調べて、それをレポートにまとめ、締め切りの前日までには完成させる、といった見通しを持った上でスケジュールを立てることが必要です。それがBさんはできないようです。

見通しを立てることが苦手な人には、ゆとり・さとり世代の場合と発達障害のグレーゾーン（115ページ参照）の場合があります。どちらも、0の状態から途中経過を飛ばして100の完成形をイメージしようとするために無理が起こり、完成に失敗してしまいます。本来であれば、0%→30%→70%→100%と順を追っていくわけですが、なぜか0%→100%の考えしか頭に浮かばないため、いつまでたっても0にとどまり、自力での成功が難しくなっているのです。

Bさんについては、「わかりました」と返事はしていますが、実はどうしてよいかわからない状態かもしれません。ですから看護主任は、一度は丁寧に状況を把握し、提出までのスケジュールを、**「○月○日までに□□をやって」という形で具体的に示す**ことが必要だと思われます。

★具体的な対応例

例えば3日後のレポート課題提出を目指すには、看護主任がBさんの**スケジュールを刻んであげる**とよいと思います。

具体的には、次のように伝えます。

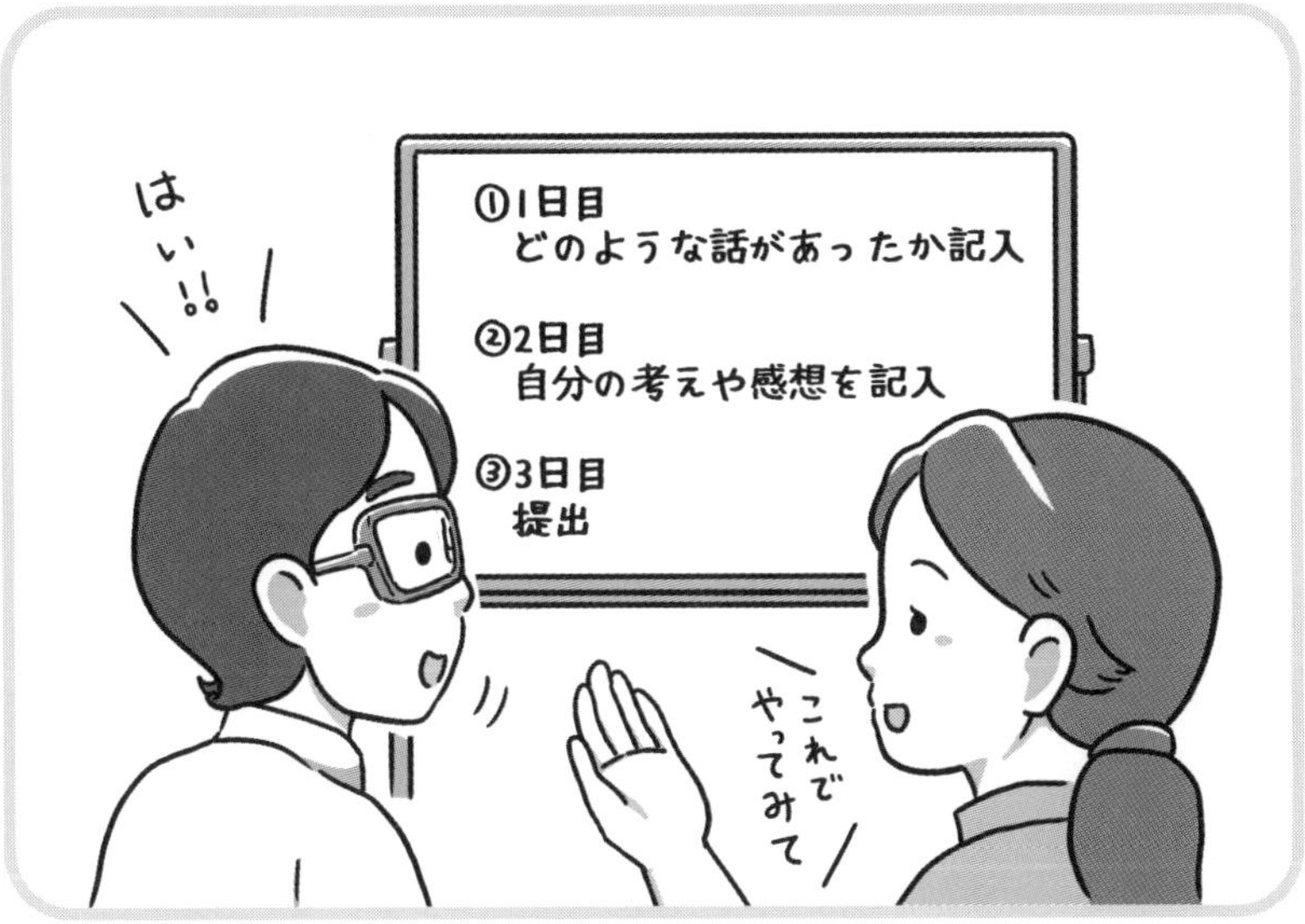

「先日の研修会の資料を見直して、３日間でこのように進めましょう。

❶ 1日目は、どのような話があったか記入しましょう。

❷ 2日目は、自分の考えや感想を記入しましょう。

❸ 3日目に提出しましょう」

スケジュールを刻むと、短期の目標だけをこなせばよくなるので、Ｂさんは焦りがなくなり、落ち着いてゴールを目指せます。

★将来の見通し

Bさんのように、「わかりました」と返事をしておきながら結果を出せない場合は、本人の中で何か不具合が起きている可能性が高いので、解消に向けた支援が必要ではないかと考えます。Bさんも、レポート課題をスケジュールどおりに進めることを覚えると、締め切りに遅れることなく提出できるようになると思います。

このやり方は、ゆとり・さとり世代だけでなく、第3章で紹介している発達障害のグレーゾーンでも有効だと思います。実践してみてください。

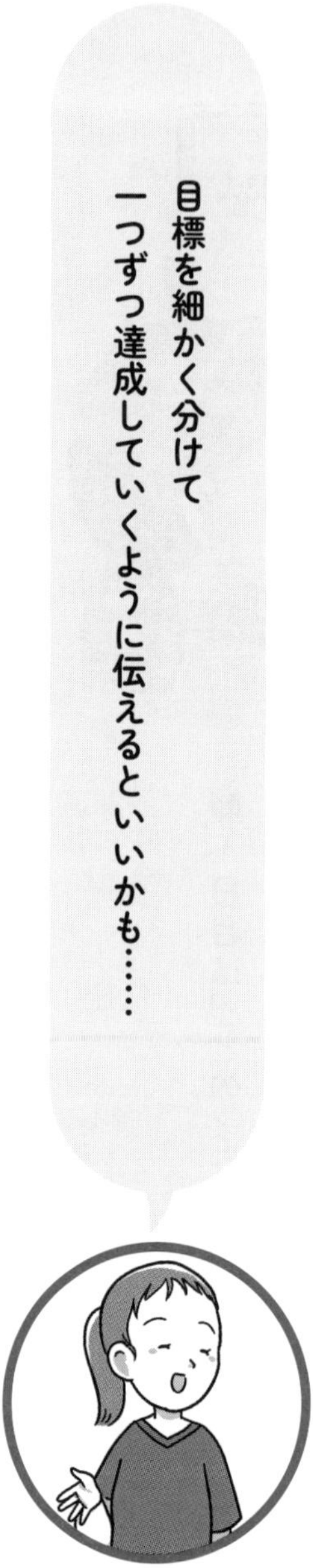
目標を細かく分けて
一つずつ達成していくように伝えるといいかも……

3 実力を伴わない、強い自己肯定感

小さい頃から不器用で、縄跳びなどは苦手で、自転車に乗るのも時間がかかったCさん。両親から過保護に育てられ、失敗する前に両親が手を差し伸べるため、Cさん自身は「自分は完璧《かんぺき》だ」と思って育ってきました。

看護師になろうと思ったきっかけは、母親から「あなたは看護師に向いているわよ」と言われたからです。看護学校での成績はまずまずでしたが、こちらも母親の手助けのおかげでした。

病院へ入職後、注射がうまくできず、Cさんは苦労していました。プリセプター（先輩看護師）から何度も指導してもらうのですが、うまくコツがつかめないようです。やり方を手帳にメモしていたので、プリセプターはCさんに家で復習するように指示をしました。

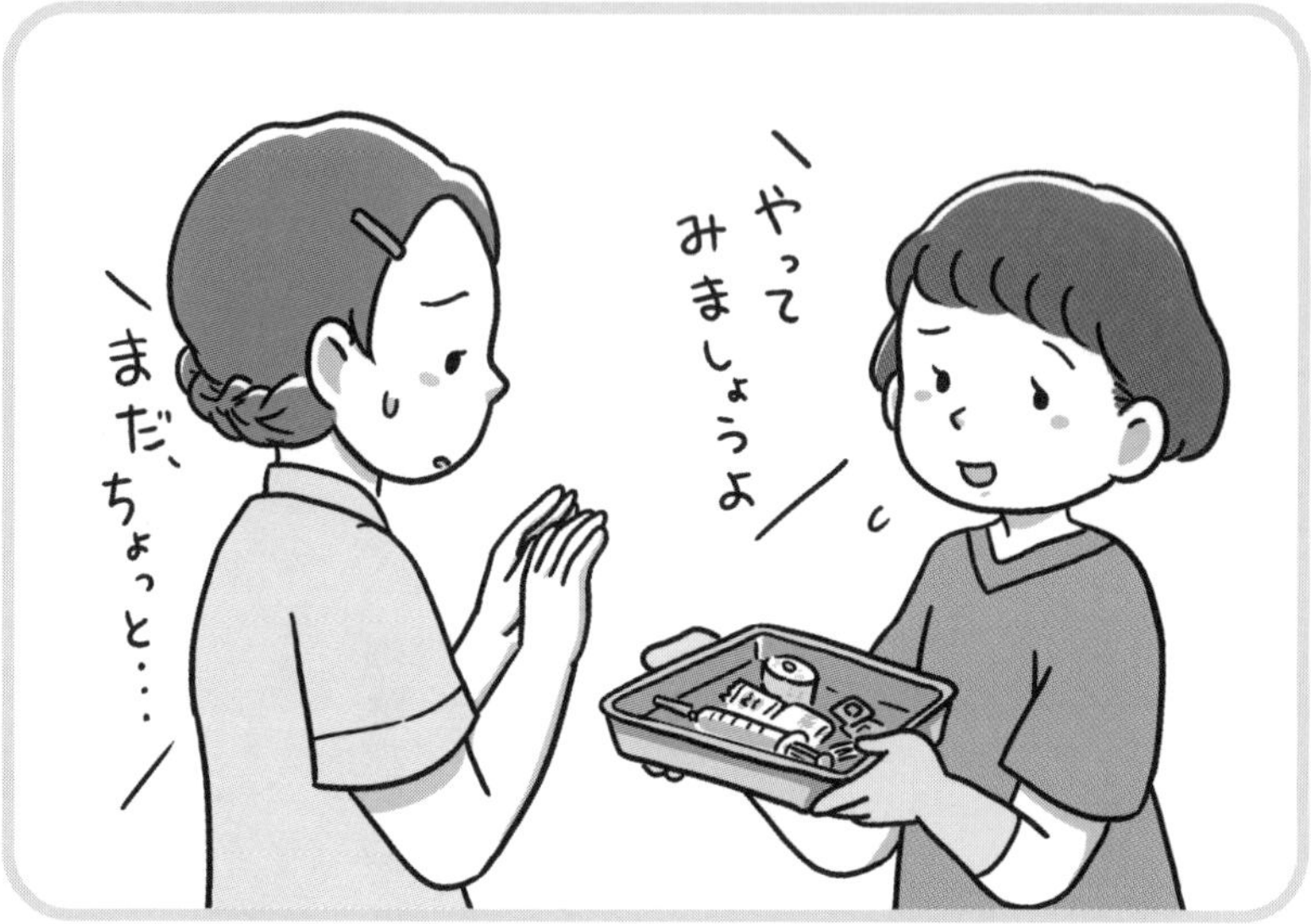

すると、「はい、わかりました」と元気よく返事をして帰宅しました。

次の日、プリセプターが「昨日、教えたやり方でやってみて」とCさんに指示すると、「できません」と言うため、「メモを見ていいので、がんばって！」と励ましましたが、やろうとしません。自分が失敗することには手を出したくないみたいです。

その一方で「私は誰よりも患者さんの気持ちがわかります」と、看護師に向いていることをアピールしてきます。

Cさんは一人前のことができないにもかかわらず、看護師に向いていると思い込んでいるようで、プリセプターはあきれてしまいました。

★ワンポイント解説

小さい頃から両親に過保護に育てられたおかげで、Cさんは失敗せずに生きてきたようです。

それが社会人になって、一人で仕事をこなさなければいけない段階で、**元来の不器用さが表面化してきました**。プリセプターから優しく丁寧に指導されても、注射のコツがうまくつかめず、失敗が続きます。

そうはいっても、小さい頃の体験として、自転車には時間をかけて乗れるようになった実績があるため、注射についても**時間をかければなんとかなる**可能性があります。

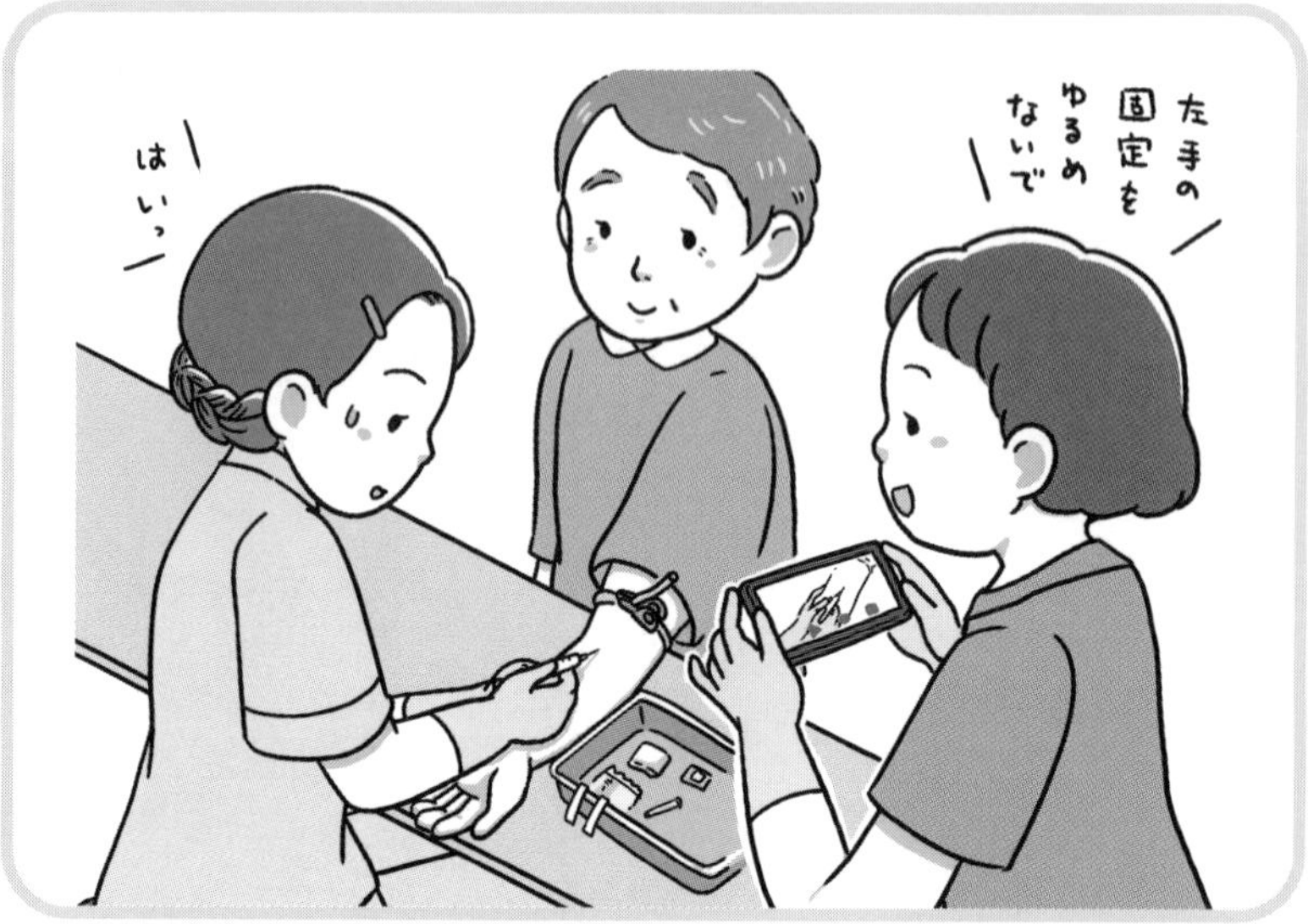

★具体的な対応例

ゆとり・さとり世代は、電子機器をうまく活用します。

Cさんもアナログのメモでは注射のコツがピンと来なかったようですが、電子機器ならうまくいくかもしれません。

注射のやり方を教える際は、指導するのと同時進行で、Cさんが実際に注射している様子をプリセプターがスマホの動画で撮影するといいでしょう。Cさんはこの動画を繰り返し見ることで、コツをつかむのです。**動画は身近なツールなので、頭に入りやすい**かもしれません。なお、動画撮影の際は、注射を受ける人の承諾を得てください。

★将来の見通し

これまでの時代は、覚えなければいけない手順や手技のコツを、アナログの手帳に書き、アンダーラインを引くなどして覚えていました。

しかし、これからはデジタルのタブレットにメモしたり、動画を保存して自分流の資料を作ったりして、電子機器を活用することが増えていくと思います。同様の事例を174ページでも紹介しているので、参照してください。

Cさんは患者さんとのコミュニケーションは得意なようなので、現在不足している手技を、動画の活用により補足できれば、一人前の看護師として成長していける可能性があると考えます。

4 「見て習え」をパワハラと勘違い

Dさんは、学生時代は優秀でクラス委員をやっていました。先生の言うことを素直に聞き、わからないことがあると細かく質問していました。

入職後、学生時代のように、自分でわからないことがあるとすぐに質問するため、先輩からは勉強熱心だと思われていました。そんなDさんが2年目になり、新人が入ってくると、先輩たちは新人の指導に手を取られ、忙しくなりました。

あるとき、Dさんに、受け持ち患者さんの看護計画を作る課題が出ました。自分で作ってみるものの、自信がありません。それで看護主任に相談をすると「○○さんのやり方が近いから、それを見ながら参考に考えて。『見て習え』よ！」と言われました。

1年目は手取り足取り教えてくれた看護主任が、急に見放すような発言に変わったため、Dさんは悲しくなりました。「私のことが面倒になったに違いない」「これはパワハラ

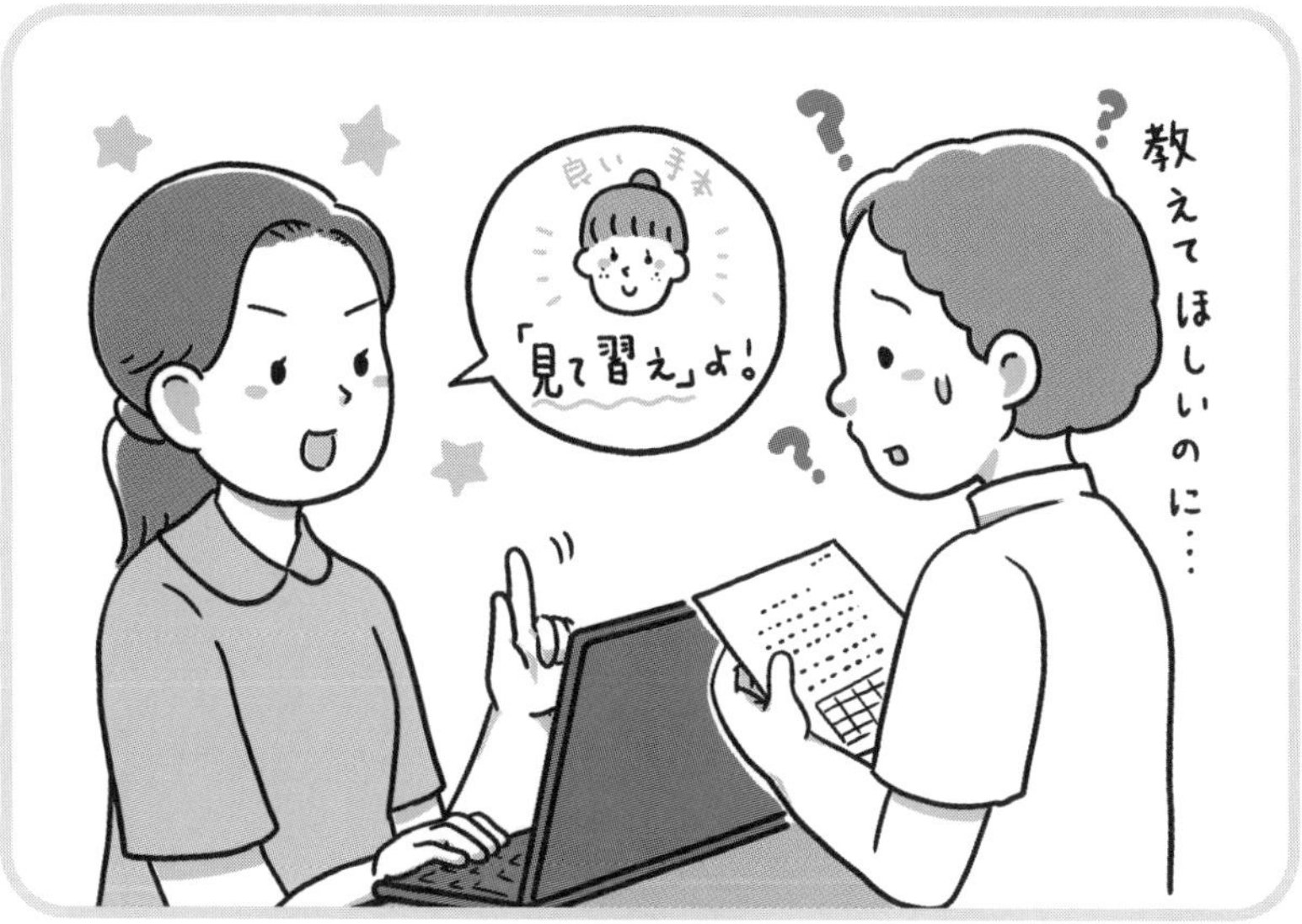

だ」と思い込み、病院のパワハラ相談窓口に相談しました。

★ワンポイント解説

学生の頃からDさんは、わからないことはなんでも質問し、答えを教えてもらって前に進むタイプだったようです。正解を提示してもらえると安心して仕事ができたのですが、2年目になると先輩のやり方を見て応用するやり方への変更を余儀なくされます。いわゆる**「手取り足取り」から「見て習え」にステップアップした**わけですが、そこが理解できず、**被害者意識を抱き、パワハラと感じてしまった**ようです。

筆者が、ゆとり・さとり世代を対象にした約200名の研修で、「『見て習え』を知っている人？」と質問したところ、知っていると回答した人は13名でした。この結果から、ゆとり・さとり世代にとって「見て習え」は、聞いたことのない言葉なのかもしれません。

人というのは、自分が受けた教育をそのまま下の世代にやろうとするものです。そのため、「見て習え」で教育を受けた世代は、当然のように同じ方法を下の世代に使おうとします。そこに世代間のズレが生じ、結果として下の世代はパワハラと感じてしまうのでしょう。

★具体的な対応例

パワハラの相談を受けたら、先輩たちがまずDさんには、先輩世代の教育の方法として「見て習え」というやり方があることを教え、多くの先輩が「見て習え」で成長してきたことを伝えます。今回の看護主任の言動は、この「見て習え」に当たることを紹介し、パワ

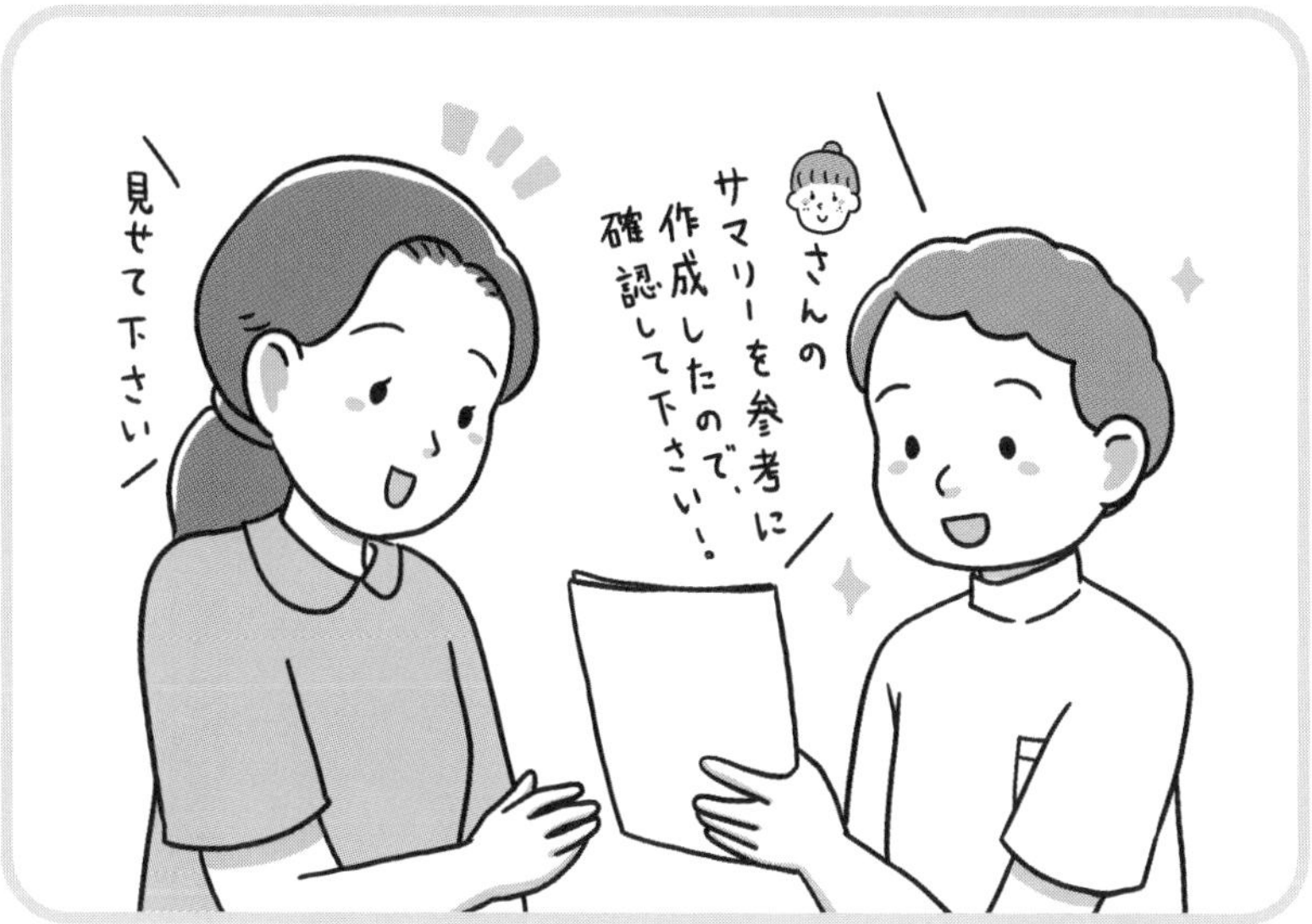
見せて下さい
さんのサマリーを参考に作成したので、確認して下さい!。

ハラではないことを理解してもらいます。

そして、今後も「見て習え」で教育される機会があるため、それに対応できるスキルをDさんが身に着けるように、先輩たちが指導することが必要だと思います。

★将来の見通し

ゆとり・さとり世代は、学生時代に教師から手取り足取り教えてもらえたようです。そのため、わからないことがあるとなんでも、そして何回でも聞けばよいと思っているところがあり、「一度聞いた知識を忘れないようにしよう」とあまり思わないのかもしれません。

自律した考えや行動を促すには、ゆとり・さとり世代に対して、**自分の考えを言葉にして、先輩に聞いてもらうように指導する**といいでしょう。ディスカッションしながら先輩のやり方も聞いて、自分の考えを成長させていくことを目指すのは、「見て習え」の教育の利点でもあります。

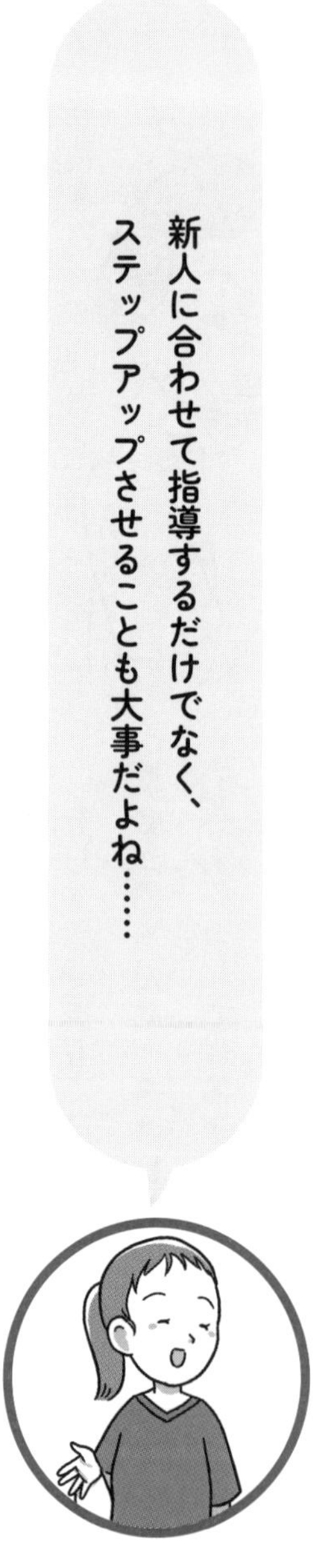
新人に合わせて指導するだけでなく、
ステップアップさせることも大事だよね……

5 やるのは言われたことだけ

Eさんは、学生時代からクラスの係や部活は面倒なので避けてきました。授業のグループワークで司会をする日には、それが嫌で休んだこともあります。

病院へ入職後は、そんなことは許されず、先輩たちはいろいろな指示を出しました。Eさんは頼み事を受けると、それだけはきちんとやるのですが、言われた以上のことはやりません。

先日、看護主任が「使用済みのシーツをリネン庫に持って行き、その後、病棟の床で汚れているところがあったらモップで拭いてください」と指示しました。しかし、1時間たっても、Eさんは帰ってきません。

看護主任がリネン庫を見に行くと、リネン庫の奥でボーとしていました。看護主任が「何をやっているの」と注意すると、「使用済みのシーツを運んできました」と平気な顔で

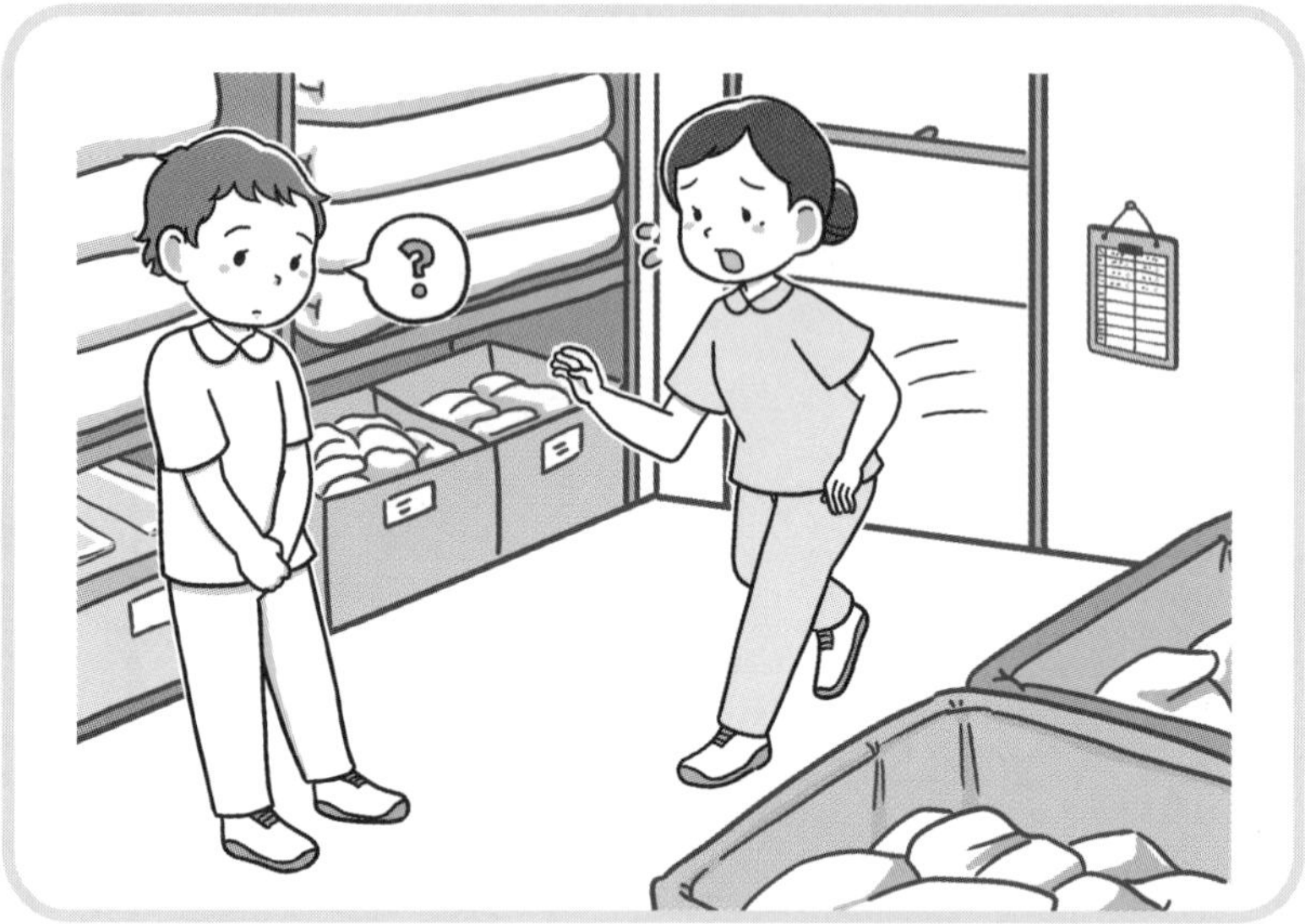

答えます。「床の掃除はどうなった？」と聞くと、不機嫌そうに「はあ」と答えるだけです。

★ワンポイント解説

ゆとり・さとり世代の一部には、省エネが基本で「**やらないで済むなら、極力やらない**」という思考を持っている人がいるようです。

Eさんについても、看護主任から指示された仕事の1つはやったわけで、本来は褒められるべきと思っている可能性があります。2つ目はこれからやろうと思ったのに、先に怒られるのは割に合わないと思っているかもしれません。

ゆとり・さとり世代は、ストレスフリーな仕事を好むところがあります。上司からの指示には一応従うのですが、「床の汚れているところの掃除」のように、どこまでやったらよいか明確でないものに対しては、極端に〝やりたくない感〟が出てくるようです。

★具体的な対応例

ゆとり・さとり世代に対しては、次のように伝えるといいでしょう。

「使用済みのシーツをリネン庫に持って行ってください。

それが終わったらすぐに病棟に戻り、床の汚れているところをモップで拭いてください。

全部終わったら、報告に来てください」

報告をするところまで細かく指示をすると手を抜くところがなくなるため、ゆとり・さとり世代も1人前の仕事ができるようになるかもしれません。

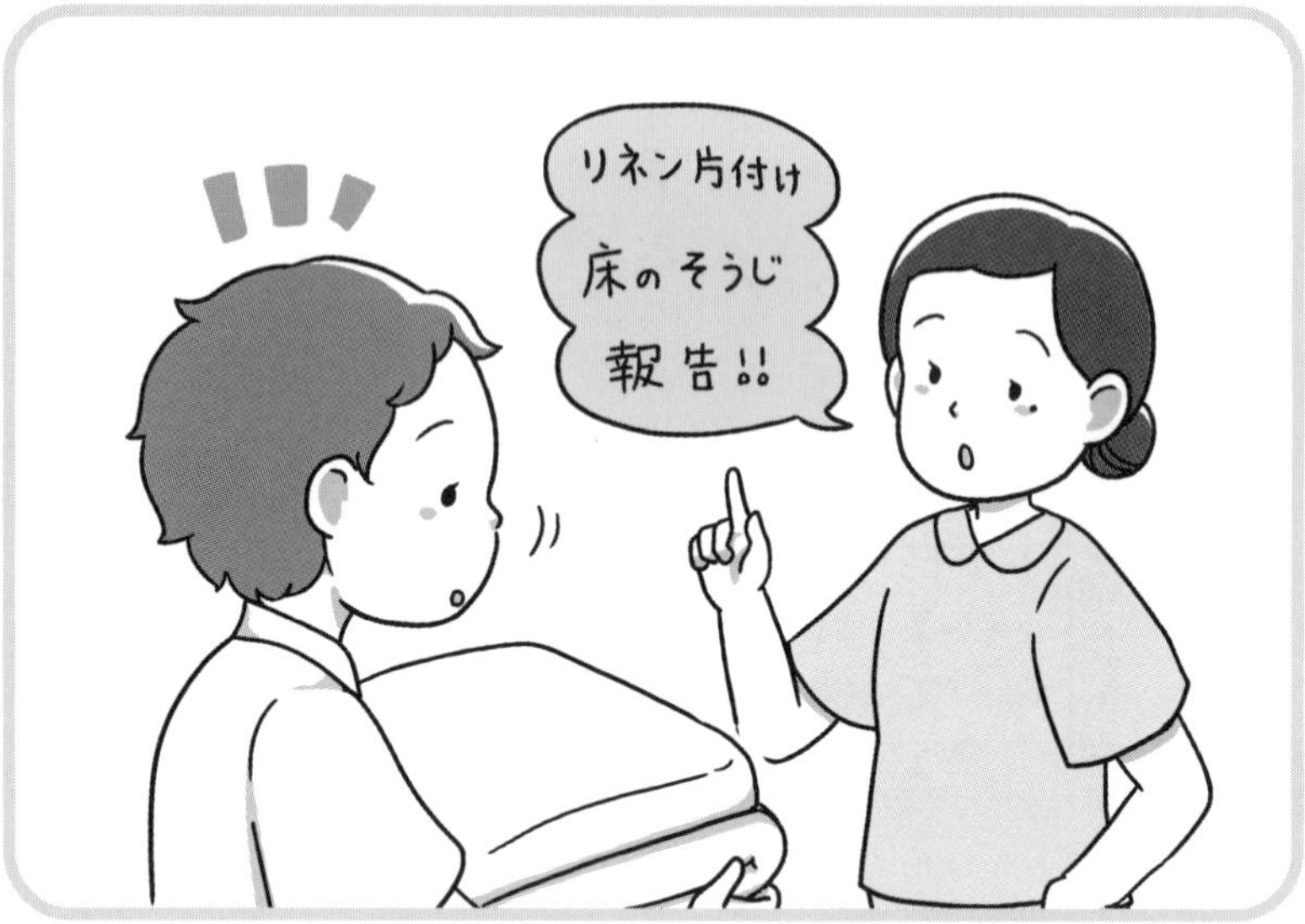

★将来の見通し

基準が明確でないものについては最低限で済まそうとする傾向を、看護主任が把握した上で、「後でチェックに行くからね」と行動を管理する宣言をしましょう。これで基準が看護主任になるので、Eさんも渋々ですが行き届いた仕事ができるようになる可能性があります。手を抜かないことが習慣化されれば、Eさんもベテラン世代と同じレベルに達すると思います。

6 マニュアルがないとできない

とても真面目な性格で、教科書を丸暗記するほど勉強するため、学校での成績はいつもトップクラスだったFさん。病院へ入職後、1年目はマニュアルを見ながら指示されたことがほぼ完璧《かんぺき》にやれるため、周囲から高く評価されていました。

ところが2年目になり、マニュアルだけでなく自分で考えて、柔軟に対応する場面が増えました。そのためか、Fさんには元気がない日がありました。

先日、担当の患者さんから「病気がなかなかよくならず、つらい思いをしている」と、Fさんは悩みを打ち明けられました。しかし、うまく共感できず、「はあ、僕は病気ではないのでよくわかりません」と言い、患者さんを怒らせてしまいました。

看護師長が面談をすると、「自分なりに努力はしているつもりですが、マニュアルにないことはできません……」と、Fさんは落ち込んでいました。

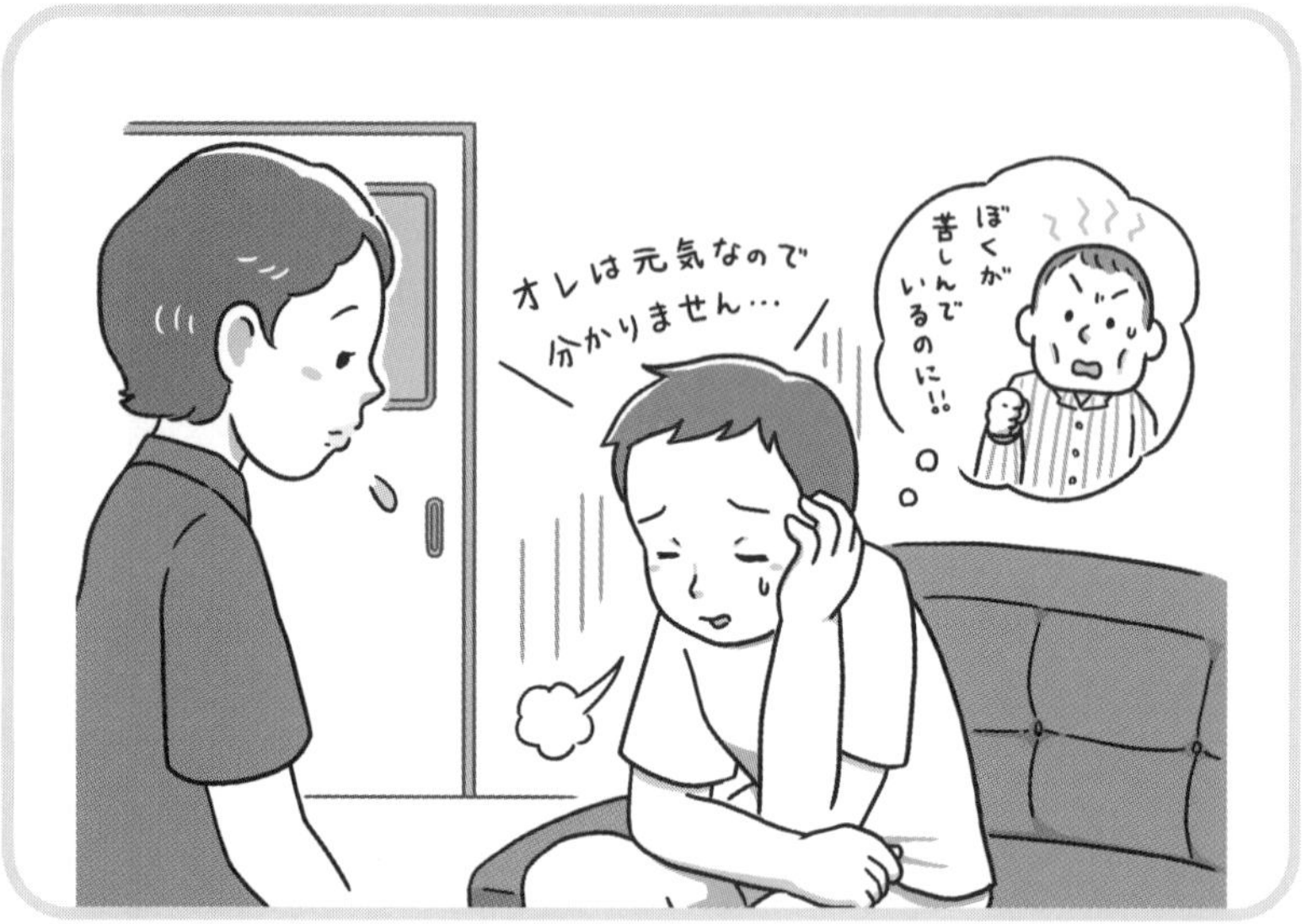
オレは元気なので
分かりません…
ぼくが
苦しんで
いるのに!!

そんなFさんを見て、「どうしてマニュアルがないとできないのだろう」と看護師長は頭を抱えました。

★ワンポイント解説

マニュアルがあるものは完璧にこなせますが、マニュアルがないものにはどう対応したらよいかわからず、悩んでいます。

本来であれば、経験を積み重ねながら応用ができるようになるのですが、このタイプの人は「**マニュアルありき**」で、応用部分もマニュアルがアップデートされなければ対応できないのかもしれません。

★具体的な対応例

多くの新人は、病棟で患者さんと接するうちに経験が増え、その経験をほかの患者さんにも当てはめていきます。それぞれの患者さんで共通する部分や異なる部分がわかるようになり、応用しながら経験が深まっていくと思います。

ところが、マニュアルで行動しているFさんは、患者さん一人ひとりを、まったく別のタイプと認識するようです。そのため、共通点や異なる点を見つけて応用することが難しくなっているのではないでしょうか。

それではどうしたらよいかというと、**周囲がマニュアルをバージョンアップしてあげる**ほうが早いと考えます。

例えば、患者さんから「病気がなかなかよくならず、つらい思いをしている」という悩みを打ち明けられるケースを想定して、看護師長はFさんに「これまで読んだ漫画の中で、つらいと思った場面は何ですか?」と尋ねます。Fさんが挙げた場面の中で、患者さんの気持ちに近そうなエピソードをピックアップし、エピソードとひもづけしたマニュアルを

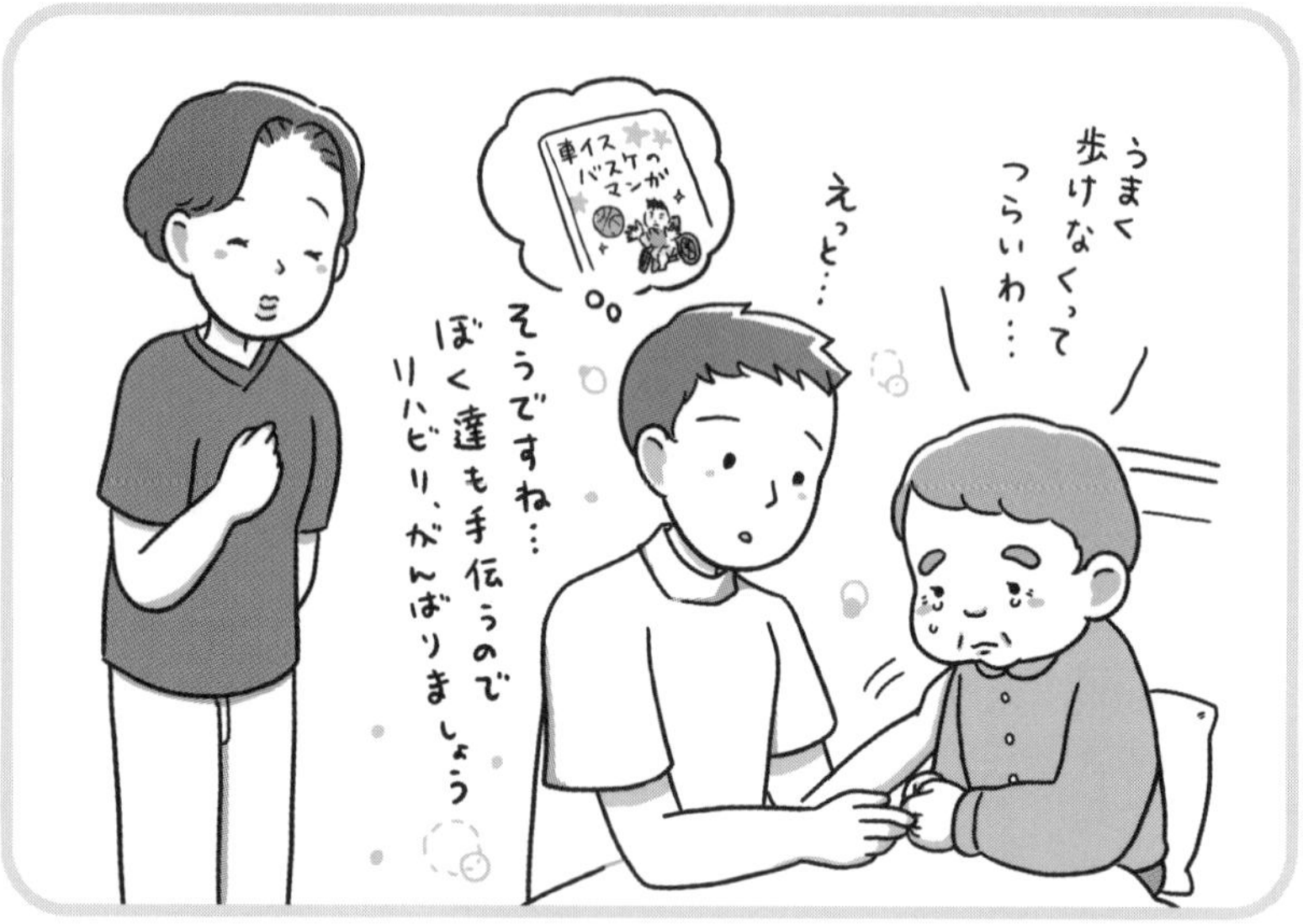
うまく歩けなくってつらいわ…
えっと…
車イスバスケのマンガ
そうですね…ぼく達も手伝うので
リハビリ、がんばりましょう

作成します。

このマニュアルに沿って、患者さんのつらい思いが語られた際には、Fさんは漫画のつらい場面を思い出し、「患者さんの気持ちはこれと同じだろう」と想像しながら共感する言葉かけをするのも、一つのやり方だと思います。

★将来の見通し

看護管理者としては、マニュアルに頼らず、自分の力で応用できるようになることを期待したくなるでしょう。しかし、Fさんのように共感が難しいタイプ（第3章で紹介する発達障害およびグレーゾーンを含む。

128ページ参照）は、とりあえずなにか手掛かりがないと前に進めないもどかしさを感じています。もどかしさをくみ取ったマニュアルを一緒に考えてあげることも、お互いのためではないかと思います。

特に本人が「うまく共感できない」と悩んでいる場合は、**手掛かりとなるマニュアルが増えるだけで、患者さんとのコミュニケーション力はアップする**はずです。

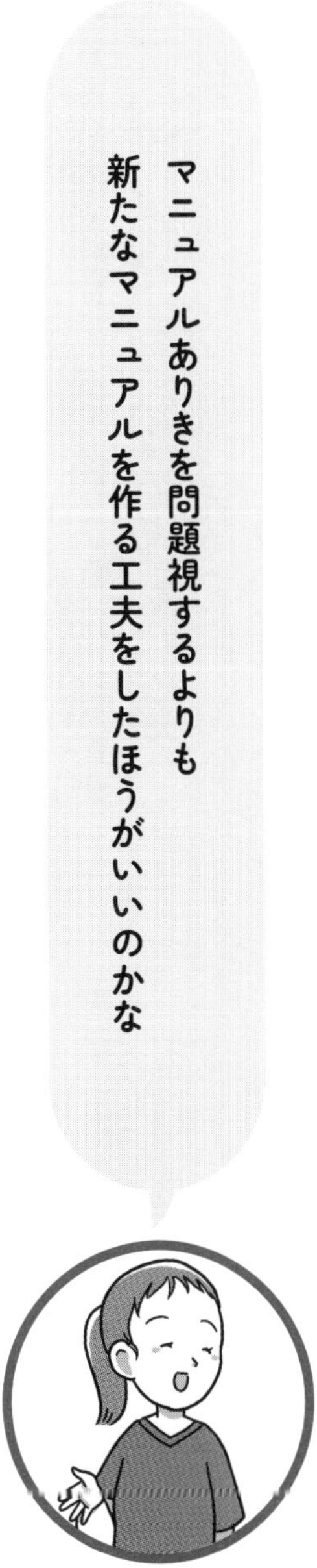
マニュアルありきを問題視するよりも
新たなマニュアルを作る工夫をしたほうがいいのかな

7 その場しのぎの「がんばります」

新卒で入職したGさんは、入職時からお調子者で、誰とでもコミュニケーションを取ることができます。

その一方で、患者さんとため口で話すことがあり、仕事で注意されているときも聞いているのか聞いていないのかわからない軽さがあります。あまりきつく注意すると退職する心配があるので、先輩たちはGさんに対して将来の成長を信じて見守る立場を取ってきました。

半年が経過し、少しは責任感を持ってほしいと思って看護師長が面談をしたのですが、Gさんはニコニコした表情で「がんばります」と言うだけです。まったく真剣さが感じられず、「本当にがんばる気はあるのかな」と疑問が募るばかりで、どう対応したらよいか困っています。

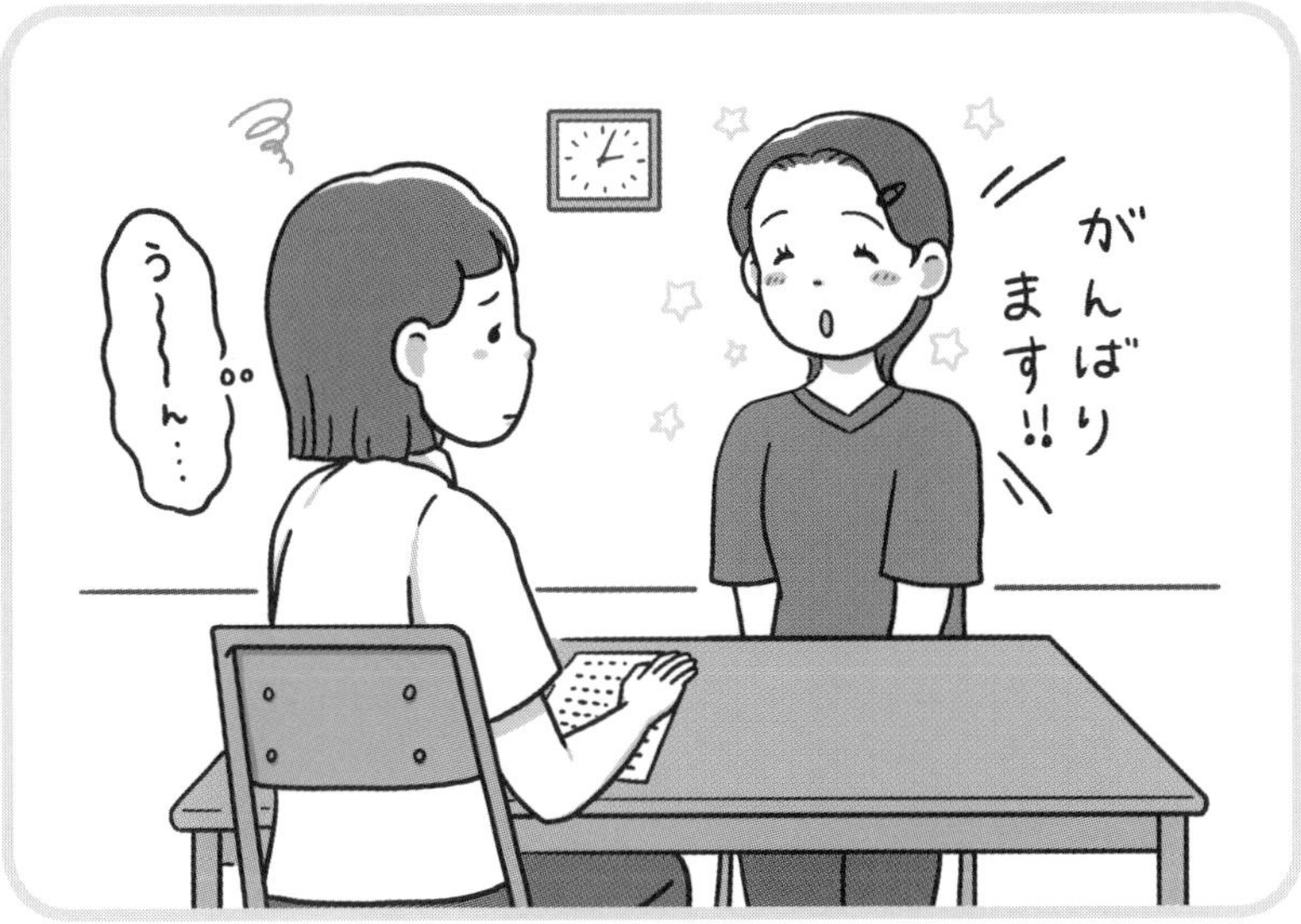

★ワンポイント解説

近年の傾向として、「がんばります」という単語を便利に使うことがあります。「とりあえず『がんばります』と言えば面談が終了した」など、これまでの人生の中でなにか得をした経験があるのでしょう。「がんばります」という言葉だけで、**がんばる気がなくても周囲を納得させる技術を身につけている**かもしれません。この場合、本当にがんばるつもりはないので、成長が見られない可能性があります。

本当にがんばるつもりで「がんばります」と言っているか、あるいはがんばる気がないのに「がんばります」という単語を発して乗り切ろうとしているかを見抜くことができれば、その後の対応が適切になります。

★具体的な対応例

「行動変容の手順」のシナリオを書き換えるやり方で成長させる方法を紹介します。左ページの図を参照してください。

★将来の見通し

新しいシナリオは、本人がやる気を見せた瞬間をタイミングよく評価し、キャリアアップの成功体験につながるように支援するところまでがコツになります。ここが中途半端であれば、行動変容に達しないので注意してください。心理学的には、具体的な質問をしながら、本人にがんばるイメージをさせることで、意識化を図るということになります。こうした成功体験の積み重ねができると、本当にがんばれるようになると思います。

「行動変容の手順」のシナリオを書き換える

❶「本人のシナリオ」

▼

面接を早く終わらせるために、とりあえず「がんばります」と言っておこう。

❷「周囲の期待シナリオ」

▼

早く仕事を覚えて、意欲的に仕事ができるようになってほしい。

❸「本人のシナリオ」の中で、変化可能なポイントを見つける。

▼

がんばる気はないかもしれないが、自分の口から「がんばります」という言葉を発している。

❹「本人のシナリオ」を書き換える。

▼

「がんばります」と言ったことを受け、「あなたは何をどのように、がんばろうと思っていますか？」と問いかけ、具体的な目標を自分の言葉として表現してもらう。

❺シナリオの書き換えにより、行動修正を実行させる。

▼

本人から「疾患の勉強をして、専門的な看護ができるように努力しようと思います」などの言葉を引き出し、行動目標を宣言させる。

8 看護主任は嫌①「今のままで十分」

Hさんは、学生時代の成績は中くらいでした。特に目立つこともなく、無難に卒業し、先生から勧められた病院へ就職しました。

新人の頃はおとなしい印象で、仕事にはきちんと来て、やらなければいけないことはやっていました。指導者からの評価はまずまずでした。その後も同じような感じで、Hさんはあまり目立つことはなく、地道な努力を評価されてきました。

中堅になり、仕事にも慣れてきたので、指導者はHさんに「もっと活躍してほしい」と期待しました。しかしHさんが「私は今のままで十分です。最低限の生活ができたら満足です」と言うため、それ以上話が進みません。

ある日、現在の病棟の看護主任の退職が決まったため、次期看護主任候補としてHさん

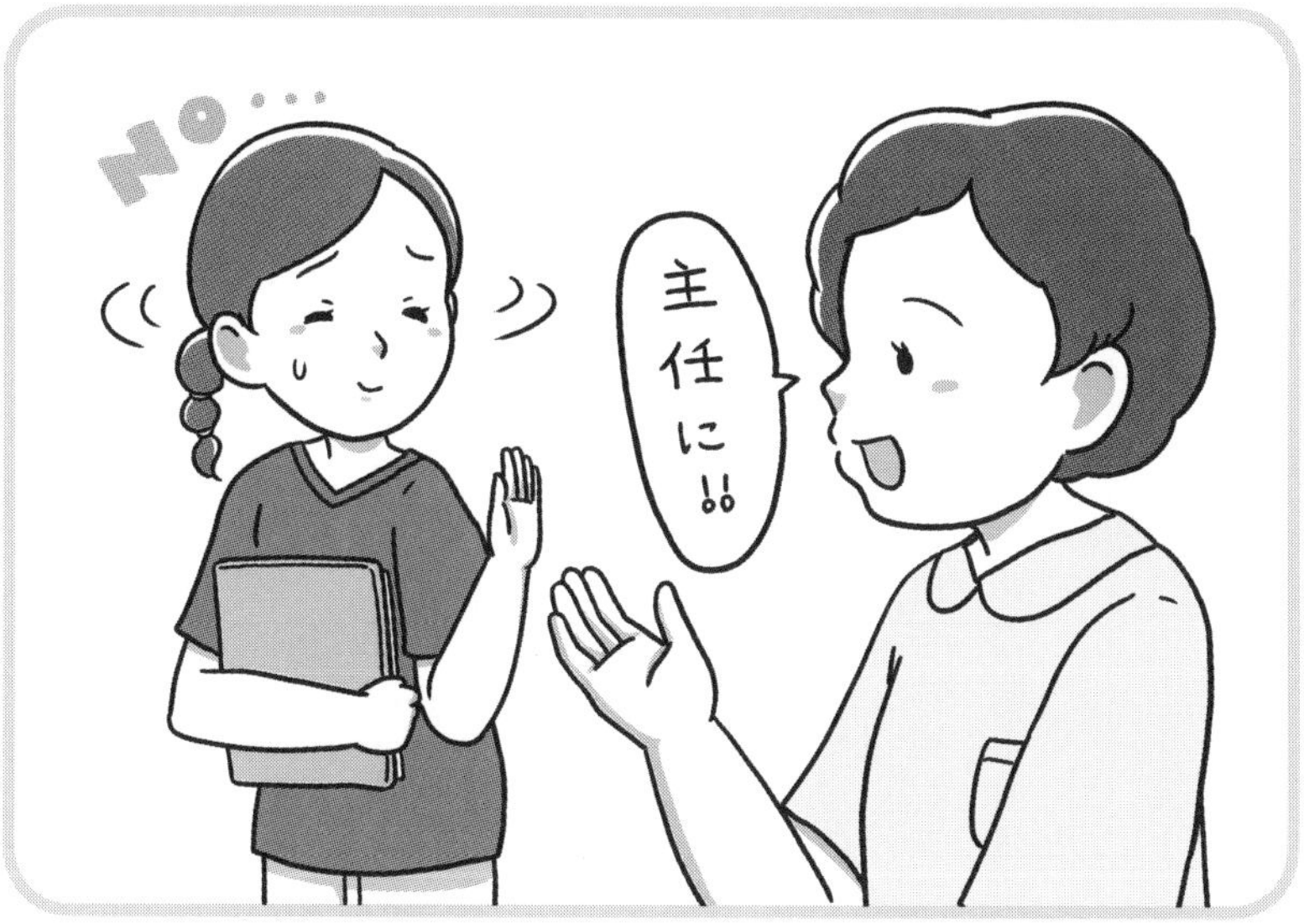

に白羽の矢が立ちました。看護部長がHさんと面談をし、看護主任への昇格を打診したのですが、「私は看護主任にはなりたくありません。今のままで十分です」とHさんは断ってきました。

★ワンポイント解説

ゆとり・さとり世代の一部には、どこか人生に冷めているというか、物欲や出世欲がない人がいます。基本的に競争を好まず、個人の価値観を大切にする傾向があり、最低限の生活を送れればそれ以上を望むことはありません。

このため、看護主任になってつらい思いを

するより、今のままで十分と考えるようです。

★具体的な対応例

中堅になれば、病院としては活躍を期待したいところですが、出世欲がない人は、病院への貢献を求められると離職したり、203ページで紹介しているようなメンタル不調に陥ったりする可能性が出てくるので、注意が必要です。

Hさんのようなタイプは、**個人のスキルを磨くことには興味を示す**場合があります。ですから、「専門看護師」や「認定看護師」など、自分の技術を高めることに興味がないかを尋ねてみてください。興味を示せばチャレンジさせてはいかがでしょうか。

ただし、条件として、資格取得後は院内のリーダーとして活躍することを約束してもらいましょう。

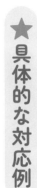

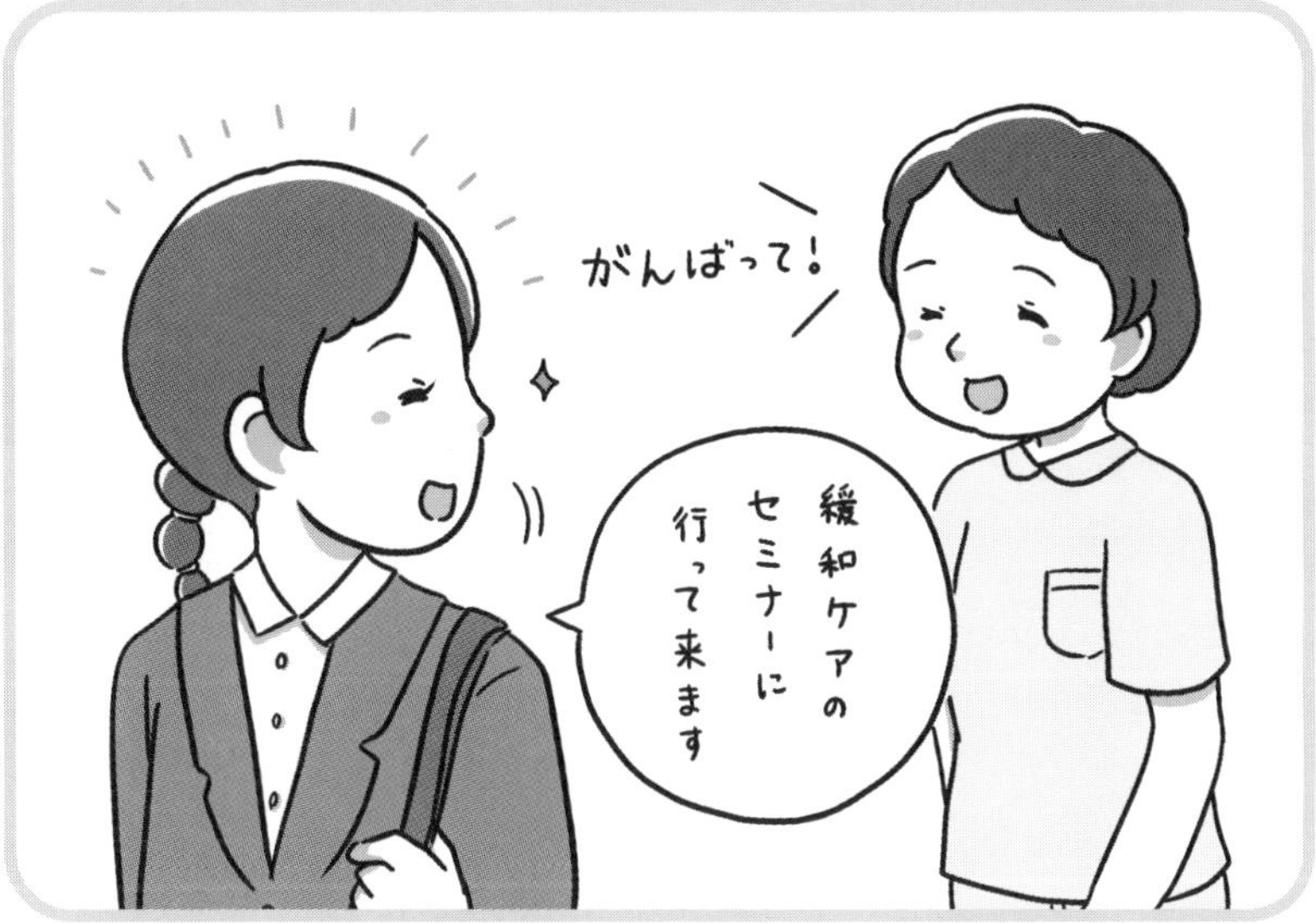
緩和ケアのセミナーに行って来ます
がんばって！

★将来の見通し

「資格を取得したらHさんが転職してしまうのではないか」と心配になるかもしれませんが、最低限の生活が送れたらよいと考えるタイプは、**合理的な思考が基本にあるため、あえて新しい環境にチャレンジする考えには至らない**可能性があります。

加えて、「専門看護師」や「認定看護師」など高度な資格を取得したことで少し自信がつくと、看護主任を引き受けてもいいという気になる可能性もあります。

9 看護主任は嫌②コスパだけで判断

竹を割ったような性格で、意思表示がはっきりしているIさん。嫌なことは嫌と言うため、ときどきトラブルになりそうなことがあります。ただ、医師や上司の指示には素直に従うので、高い評価を受けています。

インターネットの環境が充実した時代に育っているためか、電子カルテや医療機器の扱いには慣れていて、新しいシステムや医療機器が導入された際には、リーダーとなってみんなを指導してくれます。そんなときのIさんは、とても楽しそうです。

休憩時間には、よく自分がインターネットで欲しいものを購入したときの話をしてくれます。コストパフォーマンス（コスパ）を重視しながら、レビューを参考に、お得な買い物をしたことを自慢しています。

人望もあるため、次期看護主任候補と考え、先日看護部長がIさんに話をしたのです

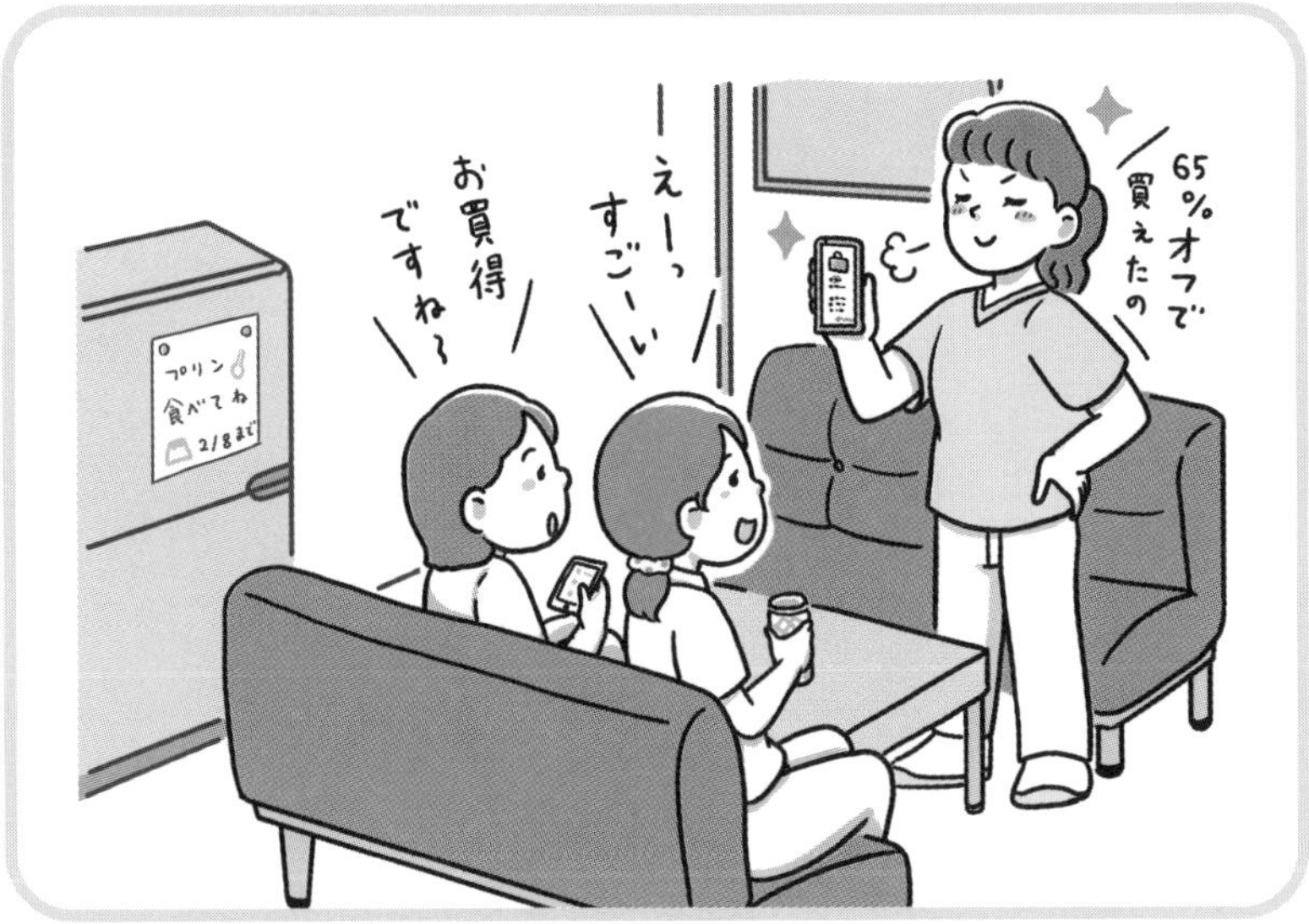
65%オフで買えたの
えーっすご〜い
お買得ですね〜
プリン
食べてね
2/8まで

が、「私は看護主任にはなりたくありません。ストレスになることは嫌です」とあっさり断られてしまいました。

一度くらい、看護主任をやってみたらいいのに、なぜやったこともないのに断るのでしょうか。

★ワンポイント解説

ゆとり・さとり世代の一部は、インターネット環境が充実した時代に育ったこともあり、情報処理の能力に優れている特徴があります。

このため、新しい医療機器の取り扱いにつ

いては、先輩たちが教わることも少なくありません。

今回のIさんの事例では、次の看護主任を決める際、医療機器の取り扱いが得意で、人望もある点を評価しています。今どきの医療現場を考えると、看護主任にふさわしい人物だと思います。

ただ、Iさんの場合は、**自分がストレスと感じることはやりたくないタイプだった**ことがネックになりました。

★具体的な対応例

ゆとり・さとり世代の一部には、周囲が考える以上に**「ストレスフリーに仕事をしたい」**と望むタイプがいるようです。この場合、日常の思考が「いかにコスパのよい商品を買うか」、あるいは「いかに効率のよい仕事をするか」であるため、面倒なことが多い管理職の仕事は、そもそも眼中にないようです。

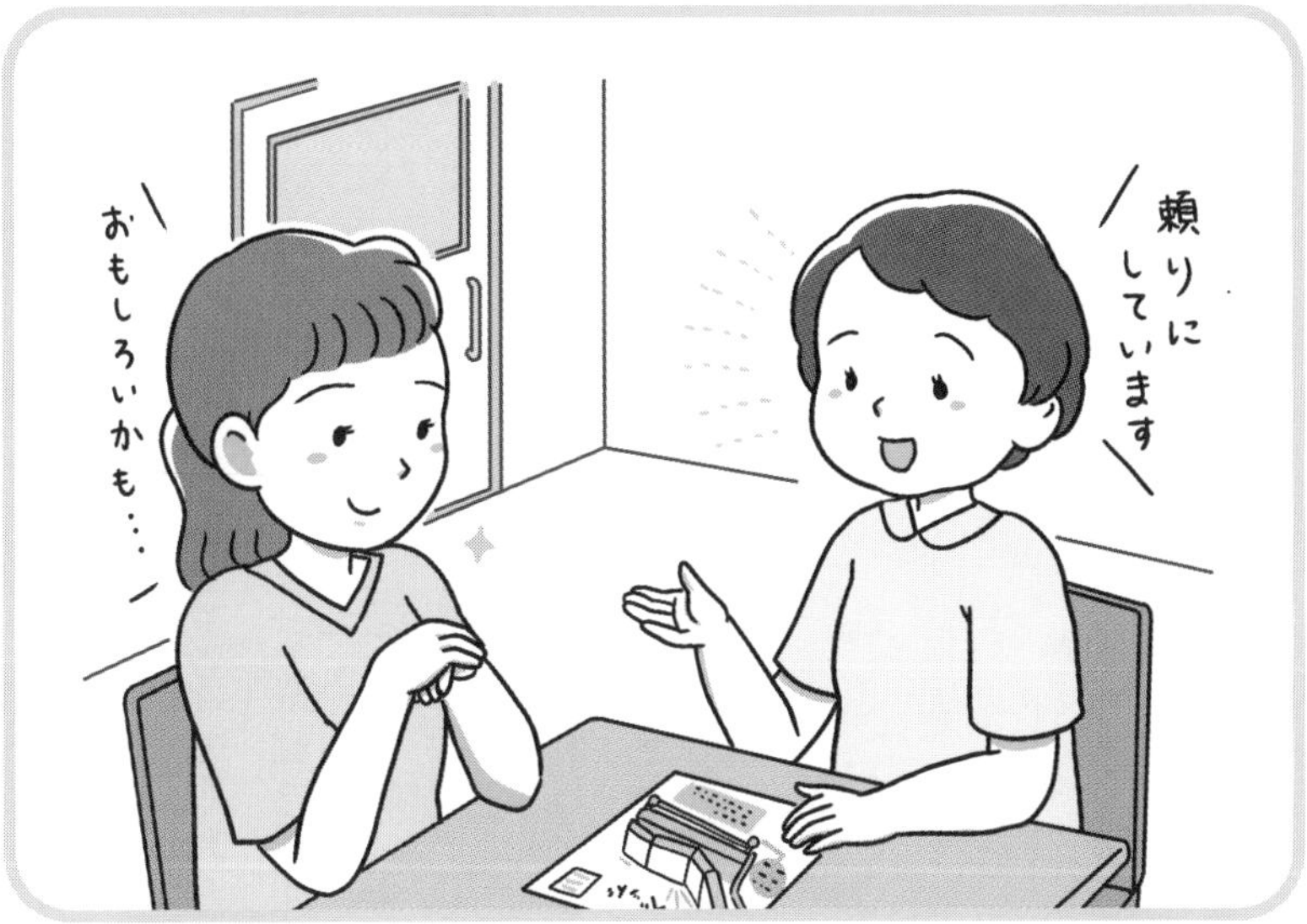

Iさんに看護主任を引き受ける気になってもらうには、まずIさんが興味を持っていることに焦点を当てます。「看護主任になると、病棟で買う医療機器の選定の委員会に入れるけど、やってみない？」といった感じで誘ってみるのはいかがでしょうか。

そんな簡単にうまくはいかないと思いますが、高価な医療機器をコスパよく買うことを想像しただけで、脳内の〝やる気ホルモン〟が出ることがあります。いわゆる鉄道オタクが、電車のことを考えるとワクワクするのと同じイメージです。

地位や名誉ではなく、ワクワクすることから働きかけることは、一つの方法かもしれません。

★将来の見通し

Ｉさんが看護主任を引き受けてくれた場合、元々人望があるため、周囲からの看護主任としての認知は早期に定着すると思われます。すると、Ｉさんが思うほどストレスを感じることなく看護主任業務をできるようになる可能性があります。

Ｉさん自身も「ストレスがそれほどかからない」と思えると、責任者としての実力を発揮してくれるのではないでしょうか。

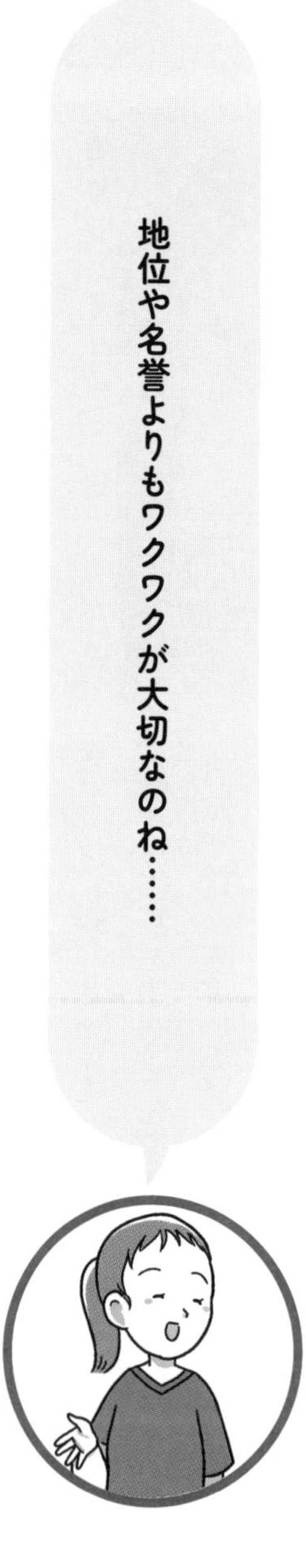

第3章 発達障害および グレーゾーンへの 対応策

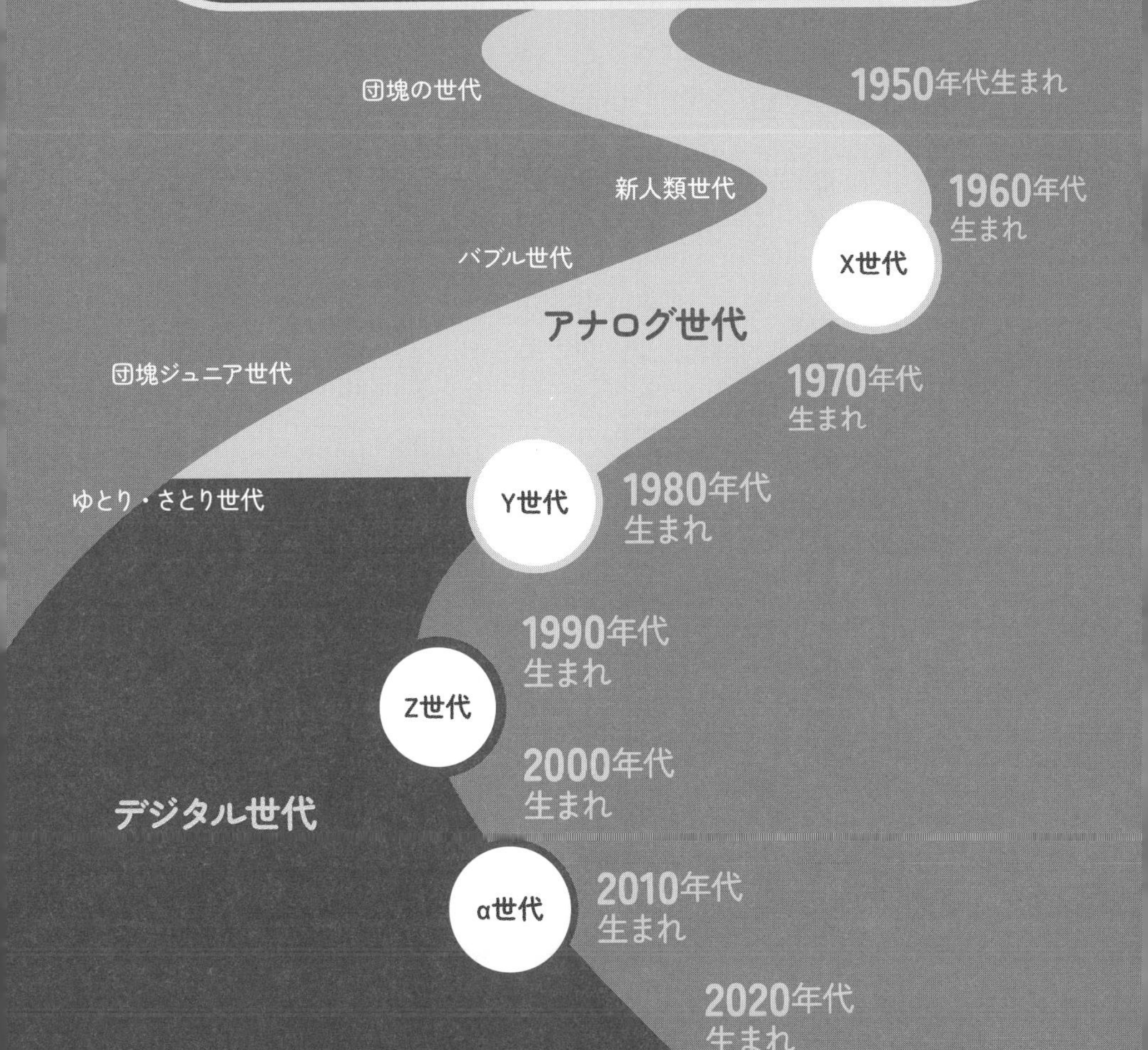
団塊の世代
1950年代生まれ
新人類世代
1960年代生まれ
バブル世代
X世代
アナログ世代
団塊ジュニア世代
1970年代生まれ
ゆとり・さとり世代
Y世代
1980年代生まれ
1990年代生まれ
Z世代
2000年代生まれ
デジタル世代
α世代
2010年代生まれ
2020年代生まれ

※世代の名称や年数は複数への取材に基づく

★まずは特性を知り、対策を取ってみよう

「発達障害者支援法（平成16年12月、平成28年6月改正）」が制定され、「発達障害は脳機能の障害であり、発達障害者の自立および社会参加のための生活全般にわたる支援を図り、障害の有無によって分け隔てられること無く（社会的障壁の除去）、相互に人格と個性を尊重（意思決定の支援に配慮）しながら共生する社会の実現に資すること」が明記されました。この一文によれば、発達障害は本人の努力が足りないわけではなく、**「脳機能の障害」によって、周囲から期待される行動がうまくできず、職場や学校でのトラブルとなっている**かもしれません。

また職場や学校においては、発達障害とは診断されていないにもかかわらず、「場の空気が読めない」「こだわりが強い」といった発達障害の特性を感じられる、いわゆる「グレーゾーン」の人がいると思います。グレーゾーンを含め、発達障害の特性を理解することで周囲の人の対応がうまくなれば、お互いのコミュニケーション力が上がる可能性があります。

発達障害のタイプには、以下の3つがあります。

❶自閉症スペクトラム障害（ＡＳＤ：Autism Spectrum Disorder）
❷注意欠如・多動性障害（ＡＤＨＤ：Attention-Deficit / Hyperactivity Disorder）
❸限局性学習症（ＳＬＤ：Specific Learning Disorder）

次から、それぞれのタイプについて説明します。まずは特性を知り、できそうな対応を行ってみてください。

❶自閉症スペクトラム障害（ＡＳＤ：Autism Spectrum Disorder）

中核症状は、「社会的コミュニケーションのつまずき」と「限局した興味とこだわりの行動」といわれています。スペクトラムは「連続体」という意味で、**ＡＳＤについても状態にはっきりとした区切りはなく、特性の強弱に個人差があります。**かつては「社会性の特性」「コミュニケーションの特性」「想像力の特性」という「３つ組」の特性として紹介されることが多かったので、ここではそちらを紹介します。

「社会性の特性」には、「場の空気が読めない」「常識やマナーが身についていない」「思い込みが激しい」などがあります。自分が発した言葉に相手がどう感じるかが想像できにくいため、「身長が低いですね」と相手が気にしていることを平気で言うことがあります。しかし、悪気はないため、何が悪いのかわからないまま、孤立する場合は珍しくありません。

「コミュニケーションの特性」には、「話の流れや文脈が理解できない」「たとえ話やあいまいな表現が苦手」「表情の変化が読み取れない」などがあります。このため、他人の話を聞かずに一方的に話し続けたり、冗談や皮肉が通じなかったりすることがあります。

「想像力の特性」には、「気持ちの切り替えが苦手」「規則やルールにこだわる」「予定が変わると混乱する」などがあります。変化を極端に嫌がり、同じパターンだと安心するようです。急な予定変更や想定外の出来事に遭遇すると、パニックを起こしがちです。

ＡＳＤの人は、職場や学校ではこだわりが強く、融通が利かない人と思われがちです。

一人で黙々と作業することは得意ですが、チームで業務を行うことは苦手な場合が多いといえます。周囲と歩調を合わせず、自分がよいと思ったことを独断で進め、ほかのメンバーから責められることがあります。

こうした行動は、場の空気が読めないことが原因と思われがちです。しかし、ASDの人は、そもそもチームが何を目標に動いているかを理解したり、それを踏まえて自分がどのような役割を取ればよいか、最初の理解が不足したりしていることがあります。ですから、**本人がどこまでチームの業務を共通認識できているか、最初に確認する必要があります**。

このほかに、**五感が他者より鋭い人や、逆に、あまり感じない鈍い人もいます**。聴覚が過敏だと、ナースコールの音がまるで拡声器から聞こえてくるように感じてしまうので、うるさくて仕方ないこともあるでしょう。

ASDの人は、周囲の人には理解しづらい、目立つ特性があるかもしれませんが、興味や関心がうまく仕事に向くと驚くような能力を発揮することがあります。職場や学校では強みが出た場合と弱みが出た場合で、まるで人が違ったように見えて、周囲が驚くことがあるくらいです。うまく強みが発揮できるよう、支援をしてあげてください。

❷ 注意欠如・多動性障害（ADHD：Attention-Deficit / Hyperactivity Disorder）

多動性・衝動性・注意欠如が特徴です。

「多動性」には、「そわそわして落ち着かない」「じっと座っていられない」「気が散りやすくて物事に集中できない」などがあります。このため、落ち着きがなく、いつもイライラしているように見えます。

「衝動性」には、「思ったことをつい言葉にする」「人の会話に割り込む」「勢いであと先考えずに行動する」などがあります。仕事をやりたくないと思うと、そのまま正直に発言してしまうため、周囲のやる気を下げることがあります。

「注意欠如」には、「仕事で頻回にミスをする」「机の上が散らかっている」「忘れ物が多い」などがあります。時には約束をしたこと自体を忘れるため、信用問題に発展することがあります。うっかりミスは誰にでもありますが、**ADHDの人は自己努力での改善が難しい傾向があります。**

ＡＤＨＤの人も努力はするものの、脳機能の特性でよい結果が出せないことが多く、「がんばってもできなかった」という挫折体験につながりやすいものです。ですから、しんどさを周囲の人は理解してあげてください。

❸ 限局性学習症（ＳＬＤ：Specific Learning Disorder）

学習障害は、知的な問題がないにもかかわらず、読み・書き・計算などの一部に困難が生じます。

「読み」がうまくいかないと、単語をまとまりで読めないため、一字ずつ読んだり、小さい「っ」「ゃ」などの発音がうまくできなかったりします。

「書き」がうまくいかないと、文字を正しく覚えられず、鏡文字（左右反転した文字）になったり、文字の大きさがバラバラで、ノートの罫線《けいせん》からはみ出したりします。漢字の書き順がよくわからないこともあります。

「計算」がうまくいかないと、九九が覚えられなかったり、繰り上がりのある筆算ができなかったりします。

ＳＬＤの人には、苦手なことを克服するよりも、書くことはパソコン、計算は電卓を使うなど、**苦手なことを補完する機器を使うことがお勧め**です。

★弱点をカバーする支援で困り度が減少

特性の現れ方には、個人差があります。例えば、職場や学校で長時間の会議を行ったとしましょう。ＡＳＤの人は場の空気が読めず、聞かれたことと違う答えを発言するかもしれません。また、ＡＤＨＤの人は椅子にじっと座っていることが苦手で、立ち歩きたくなります。加えて、ＳＬＤの人は会議資料の漢字や文章を読み解くことに苦労します。発達障害の特性は、本人にとってよい環境と悪い環境で、その現れ方に違いが出ることがあります。

先ほどの会議の例だと、ＡＳＤの人は、隣の人に、今、何が話されているかを解説してもらえれば、適切な発言ができるようになる可能性があります。また、ＡＤＨＤの人は休憩時間を細かく取ってもらえれば、長い会議でも耐えられるかもしれません。そして、ＳＬＤの人は会議資料を箇条書きにしてもらうと、理解しやすいでしょう。

それぞれの特性の弱点をカバーする支援ができれば、困り度が減る可能性があるので、できるだけ配慮するよう、お願いします。

★グレーゾーンへも同様の対応を

ここまで発達障害と診断された人の特徴を見てきましたが、実際の職場では、「それほどの障害はないけれど、場の空気が読めず、チームが組みづらい」「こだわりが強く、指導がうまく届かない」といった、こちらがなんとなくスッキリとしないような不全感を抱くケースもありませんか。

発達障害については、**「健常」から「発達障害」までがスペクトラム、つまり、連続体になっていると**考えられています。不全感を抱くのは、はっきりとは発達障害と診断されていないグレーゾーンだからかもしれません。120ページからは、発達障害とグレーゾーンの事例を紹介し、対応のヒントをお伝えしたいと思います。

★カサンドラ症候群に要注意

発達障害の特性がある人と付き合っていくには、かなりのテクニックが必要です。うまくコミュニケーションが取れないと、周囲の人のほうが心身に不調を来す「カサンドラ症候群」に陥ることがあります。

カサンドラ症候群とは、発達障害の配偶者やパートナーなどへの報われない支援の日々から、精神的苦痛が大きくなり、本人自身が心身ともに健康でいられなくなってしまう状態を指しています。
カサンドラ症候群になりやすい人の性格の特徴は「真面目」「きちょうめん」「完璧主義《かんぺき》」「忍耐強い」「面倒見がいい」で、発達障害およびグレーゾーンの部下に真正面に向き合うことで、情緒的交流が難しいと悩み、それでも我慢してコミュニケーションをがんばろうとするため、自分が疲弊してしまうようです。

カサンドラ症候群の対処法は、次の2つです。

● **距離を置く（環境を変化させる）**
● **第三者に介入してもらう（関係性を変化させる）**

「眠れない」「いつも疲れが取れない」といった心身の不調を感じたら、一時的にその相手と距離を取ることを考えましょう。**指導をほかの人に任せ、なるべく相手と接触しない**ようにしてください。こうして精神的な健康が回復したら、問題を一人で抱え込まず、スタッフにも協力してもらいながら、やれることを考えていきましょう。

★障害がある人への合理的配慮の義務化について

改正障害者差別解消法が施行（2024年4月）され、民間事業者においても合理的配慮が義務化されました。

「合理的配慮」は、「障害者が他の者と平等にすべての人権及び基本的自由を享有し、又は行使することを確保するための必要かつ適当な変更及び調整であって、特定の場合において必要とされるものであり、かつ、均衡を失した又は過度の負担を課さないものをいう」と定義されています。

具体的には、障害者から「社会的なバリアを取り除いてほしい」と申し出があった場合、その実施に伴う負担が過重でないときは、合理的配慮を行うことになります。この流れを受け、障害者ではないグレーゾーンの人から合理的配慮の相談があった場合にも、病院および看護学校として、配慮できる点があれば配慮してもよいと思います。

発達障害を理解するためのワード

❶ ワーキングメモリ

発達障害およびグレーゾーンの人は、ワーキングメモリの容量が小さい可能性があることを指摘されています。例えば、ナースコールへの対応で病室に向かう途中、患者さんから「今日のリハビリは何時からでしたか？」と聞かれ、院内PHSから電話で確認しているうちに、何をしに廊下に出てきたかわからなくなったことはありませんか。「あれ？　忘れちゃった」というのが、ワーキングメモリの衰えに当たります。つまり、なにかをやろうとして、別の出来事が起こって対処した後、最初にやろうとしたことが思い出せることがワーキングメモリの力ということです。発達障害の特性がある人は、ワーキングメモリの容量が小さいため、トラブルが起こりやすいといわれています。

❷ メタ認知

メタ認知とは、自分の物事の捉え方や感じ方を、客観的な視点から見ることです。この能力によって、周りに合わせた考え方をしたり、自分の考えを修正したりします。発達障害およびグレーゾーンの人が、「自分の考えが絶対」と思うのは、「メタ認知」が弱いためだと考えられています。

❸ マルチタスクが苦手

マルチタスクとは、複数の作業を同時に行う能力とされています。看護の現場では、申し送りを聞きながら、必要なこととそうでないことを瞬時で判断し、必要なことだけメモを取るのは当たり前ですが、発達障害およびグレーゾーンの人にとっては難しい場合があります。

1 場の空気が読めない

Aさんは入職2年目の、20代の女性です。

休憩時間に同僚と雑談していたら、そのうちの1人が「うちの看護師長は仕事が遅くて困るんです。先日、看護部から電話があり、病棟のまとめの書類を早く出してくださいと私が怒られました」と愚痴を言いました。

それを聞いたAさんは、看護師長のせいで同僚が困っていると思い込んだようです。急に立ち上がって看護師長のところへ行き「看護師長、仕事をもっと早くしてください！」と抗議しました。

しかし看護師長はなんのことかわからず、ポカンとしてしまいました。

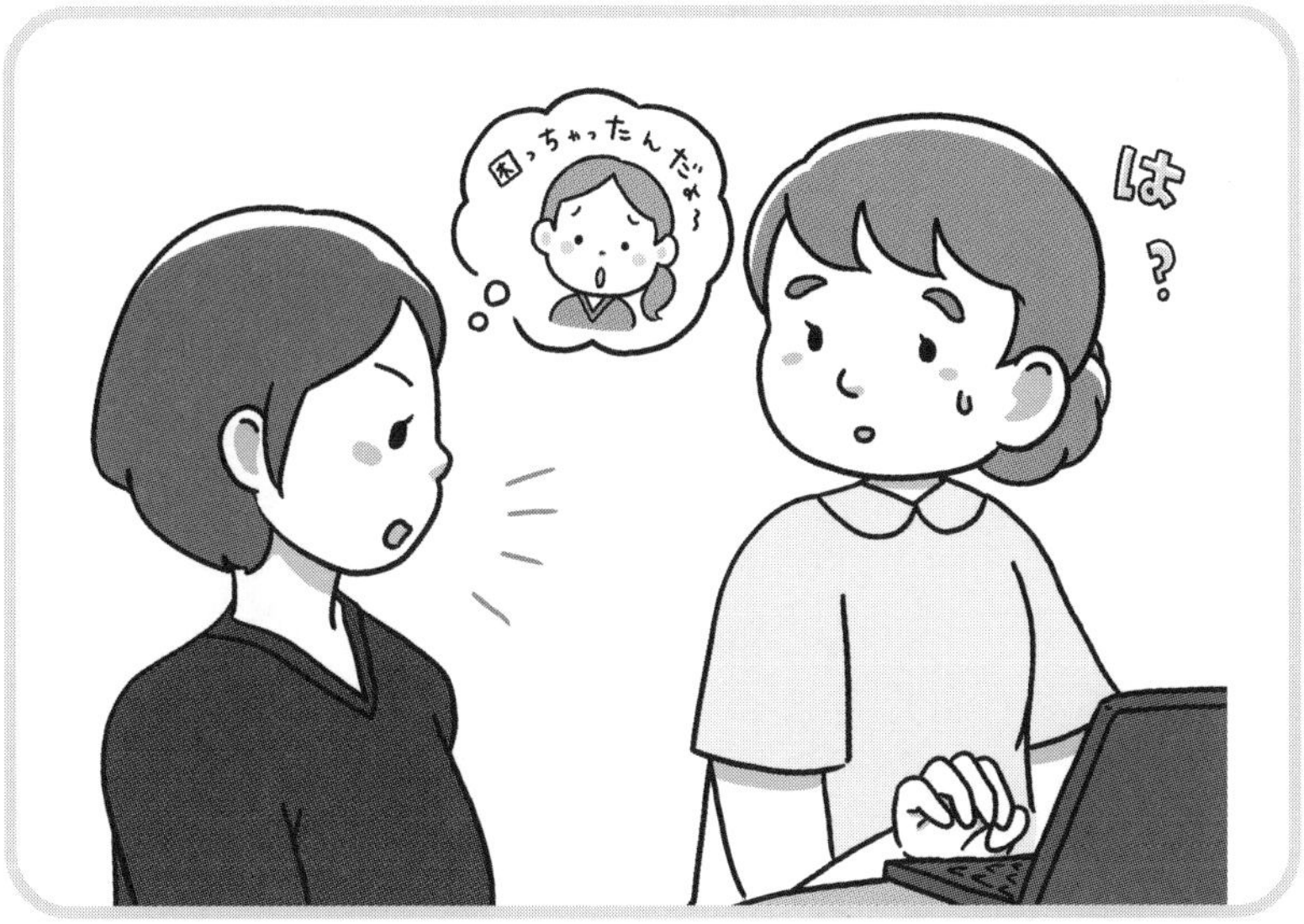

★ワンポイント解説

Aさんは場の空気が読めないため、同僚の発言が愚痴だとわからず、本当に困っていると思い込んで、正義感を持って看護師長に抗議に行ったと思われます。

場の空気を読む能力として「心の理論」があります。これは人間の発達段階で4～5歳頃に獲得し、その後は成長とともに伸びてゆくとされています。心の理論は、場の空気を読む、相手の気持ちを察する、見通しをつけるなどの能力で、コミュニケーションを行う上で大切なもの。しかし、発達障害の特性がある人の一部には、**大人になっても心の理論がうまく機能しないことがあり、突拍子もな**

い行動を取って、周囲とトラブルになることがあります。

★具体的な対応例

Aさんが愚痴をどの程度理解できるか、まず確認する必要があります。電子辞書を見せながら説明しても、想像すらできない様子だった場合、看護管理者が取る対応は次の2段構えになります。

❶「あなたは看護師長が書類を提出していないせいで、同僚が看護部から怒られて困っていると思い、看護師長に抗議に行ってあげたのですね」と、まず本人の行動を肯定で評価する。

❷Aさんが「そのとおりです」と答えると、同僚の話は「愚痴である」と伝え、愚痴はただ聞いてもらえればそれでよいレベルのものであることを教える。

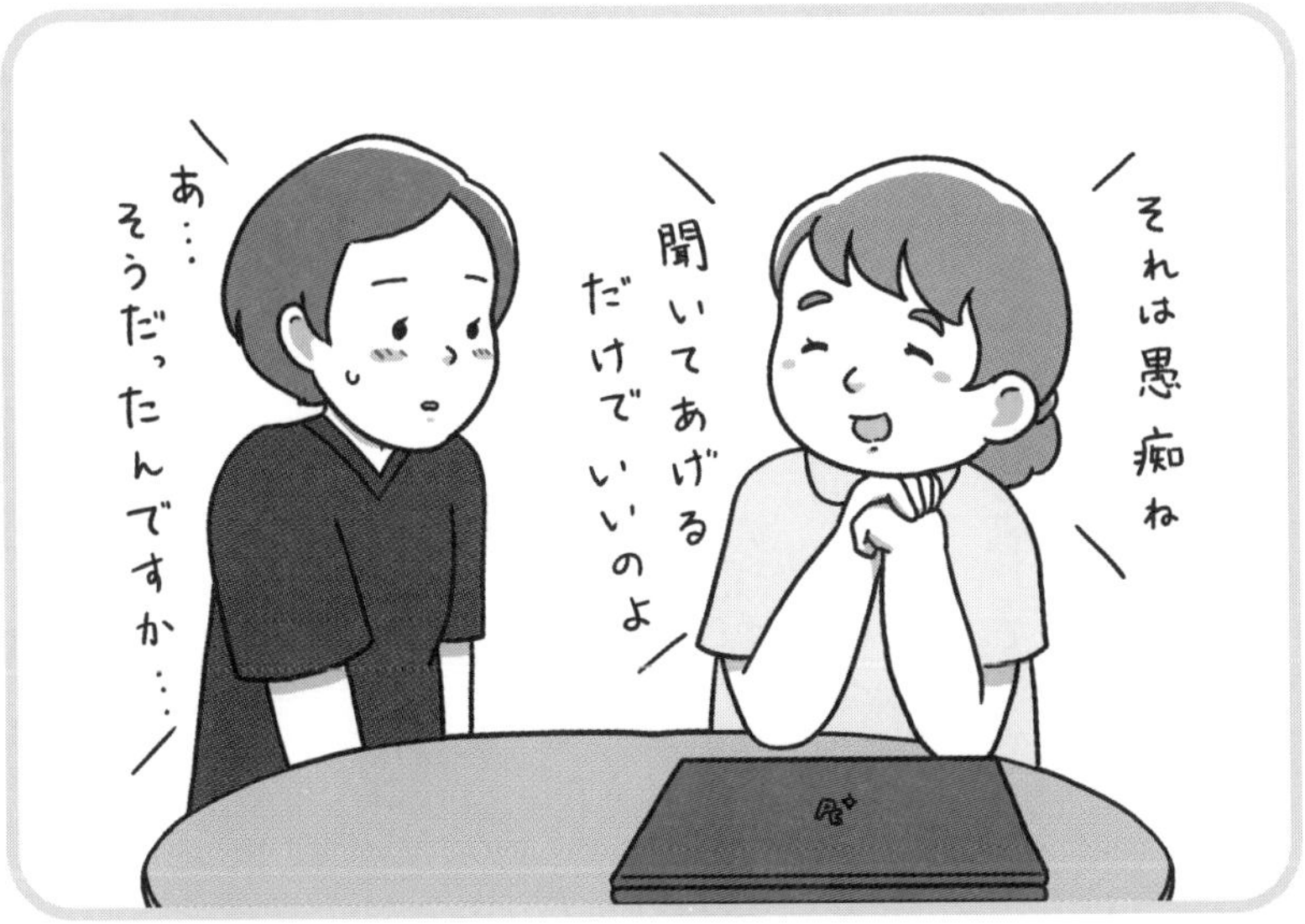
それは愚痴ね
聞いてあげるだけでいいのよ
あ…そうだったんですか…

加えて、今後、休憩時間に同僚が仕事で困っている話を聞いても、今回と同じような愚痴と認識することをルール化し、勝手に抗議に行かないことをAさんと約束します。こうした対応で、抗議行動も減るはずです。

★将来の見通し

グレーゾーンと思われる人は、心の理論を小さい頃に獲得できている可能性があります。それにもかかわらず、うまく使えない場合は、学生時代に友人が少なく、活用場面が少なかったのかもしれません。改善のためには、場の空気を読む機会を増やし、本人にもわかるような適切な修正を行いましょう。

2 頭に浮かんだことを口にする

20代女性のBさんは、学生時代はとても素直で、実習に行った際には患者さんの話を素直に聞くため、評判が悪くありませんでした。病院へ入職後も、わからないことや素朴な疑問はなんでも尋ねるため、積極的に学ぶ姿勢があると思われていました。

ところが、1年たった頃から小さなトラブルが発生するようになりました。具体的には、患者さんに「いつも同じ服を着ていますが、ほかに服を持っていないのですか?」と質問して怒らせたり、抜毛で悩んでいる患者さんに「髪の毛が少なくなりましたね」と言って悲しませたりといった感じです。

看護師長が面談をして注意すると、Bさんから「素朴に聞いてみたかっただけなのに、何がいけないんですか?」と反論され、対応に困ってしまいました。

Bさんは、なぜ相手が傷つくことがわからないのでしょうか。

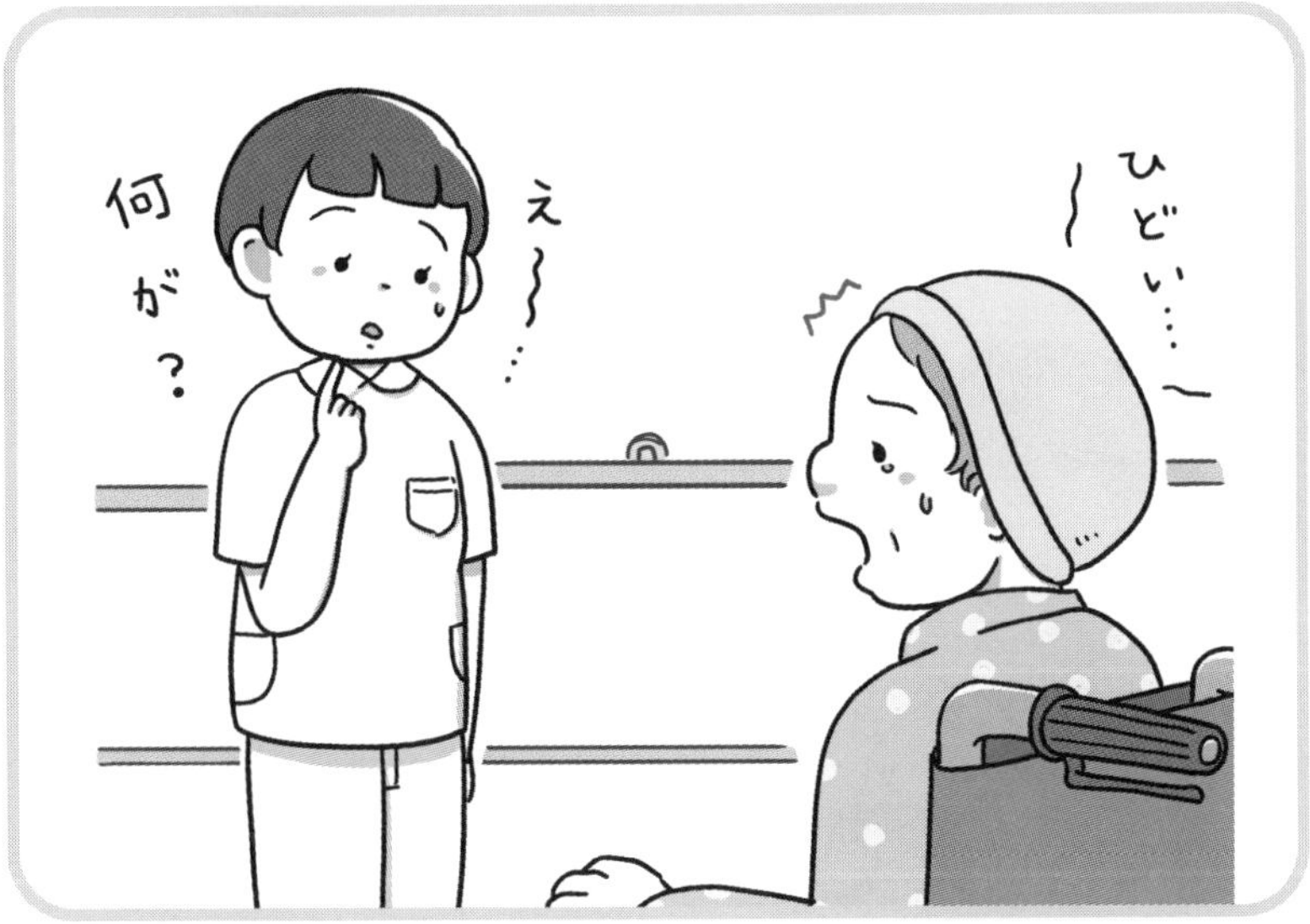

★ワンポイント解説

Bさんは、頭に浮かんだことを素直に言葉にするタイプのようです。社会人になると、多くの人は「これを言うと相手が傷つくかもしれない」「こんなことを言われると自分だったらどんな気持ちになるだろうか」など、相手の気持ちになって考え、相手が傷つくことは言わない配慮ができるようになっていきます。

しかし、発達障害の特性がある人は、**相手の気持ちになったり、相手の心情を察したりすることは苦手**です。自分が聞きたいことを素朴に聞くため、トラブルとなることがあります。

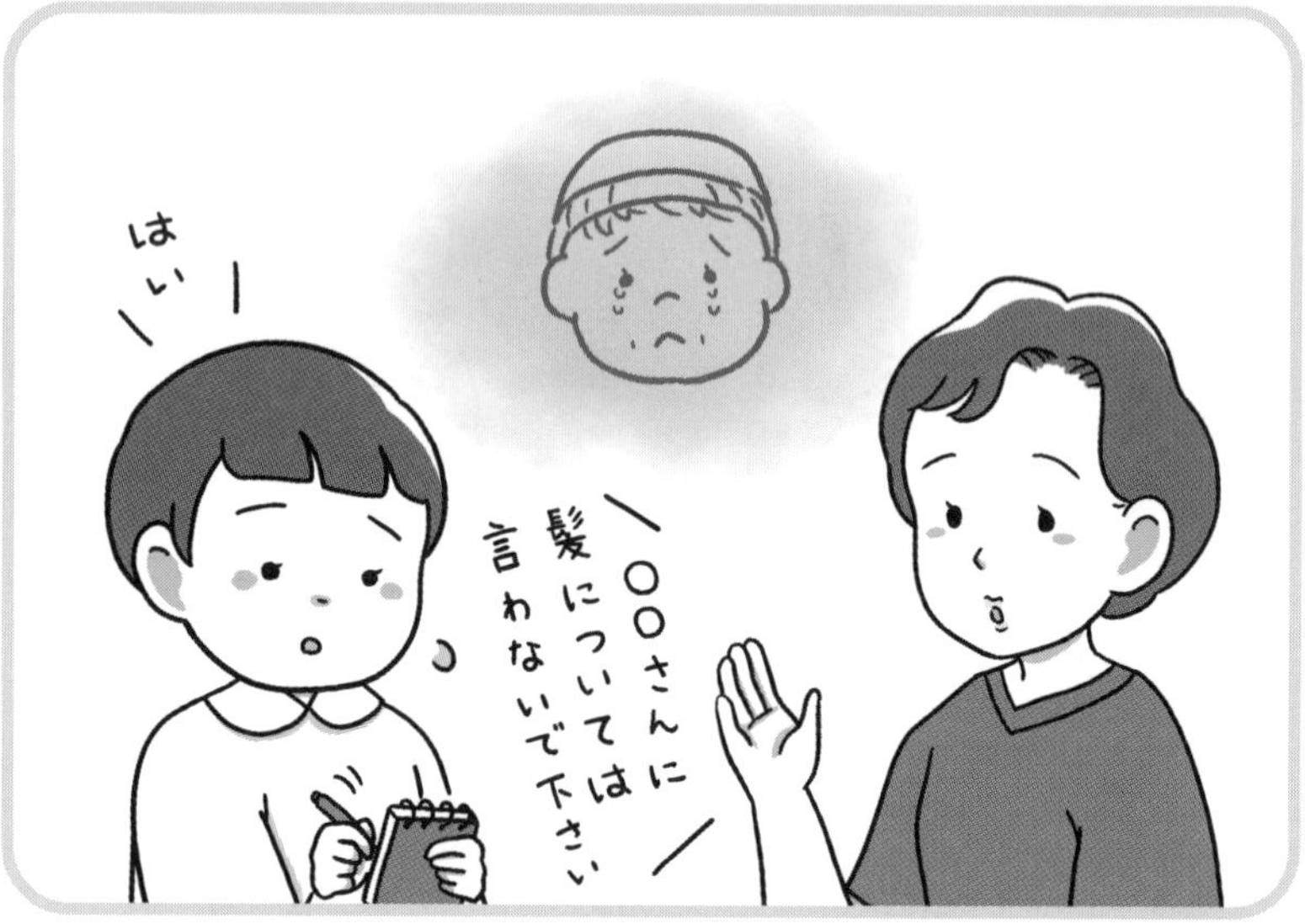

★具体的な対応例

Bさんに対して、「患者さんの気持ちになってごらん」という指導は、効果的ではないと思います。なぜなら、「心の理論」(121ページ参照)がうまく機能していない可能性があり、相手の気持ちになること自体が難しい場合があるからです。

それに代わる対応として、「患者さんには、△△なことを言わないようにしてください」といった、ピンポイントの具体的な指示をしたほうが、失礼な行動が制限できることがあります。

★将来の見通し

Bさんは、自分が思ったことがつい口に出てしまう傾向があります。素直でよい面もありますが、社会人として病院で仕事をしていく上では、社会人としてのマナーや配慮を身につけてもらう必要があります。

看護師長などは、少しずつ学習してもらうよう、Bさんに根気よく指導していくことがよいと考えます。

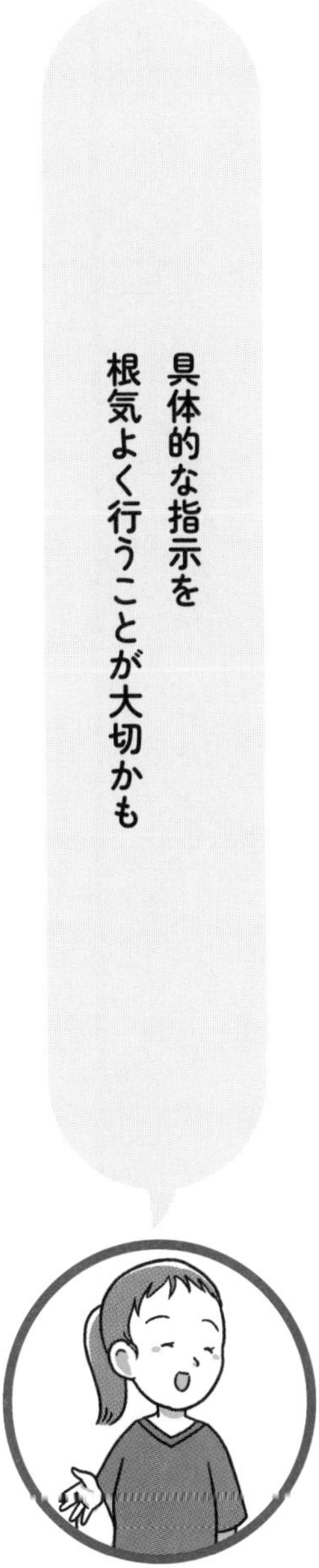
具体的な指示を
根気よく行うことが大切かも

3 顔と名前が一致しない

Cさんは10代の男性で、看護学校の学生です。中学のときに骨折して入院したことがあり、担当の看護師に優しくしてもらった経験から、自分も看護師になろうと決めました。看護学校の入学当初は、同級生の名前が覚えられず、苦労しました。ただ、名前を呼ばなくてもなんとなく会話にはついていけたので、ごまかしながら切り抜けてきました。

看護学校の勉強は難しく、授業中にレポート課題がよく出るのですが、ボーとして聞き逃すことがありました。そんなときは、同級生に聞くと教えてくれるので、なんとかついていけました。

病院実習が始まり、患者さんの顔と名前が一致せず、たびたび怒られるようになりました。特に高齢者の人は、みんな同じ顔に見えてしまいます。

実習指導者は、Cさんに「ゆっくり名前を覚えたらいいですよ」と伝えました。Cさん

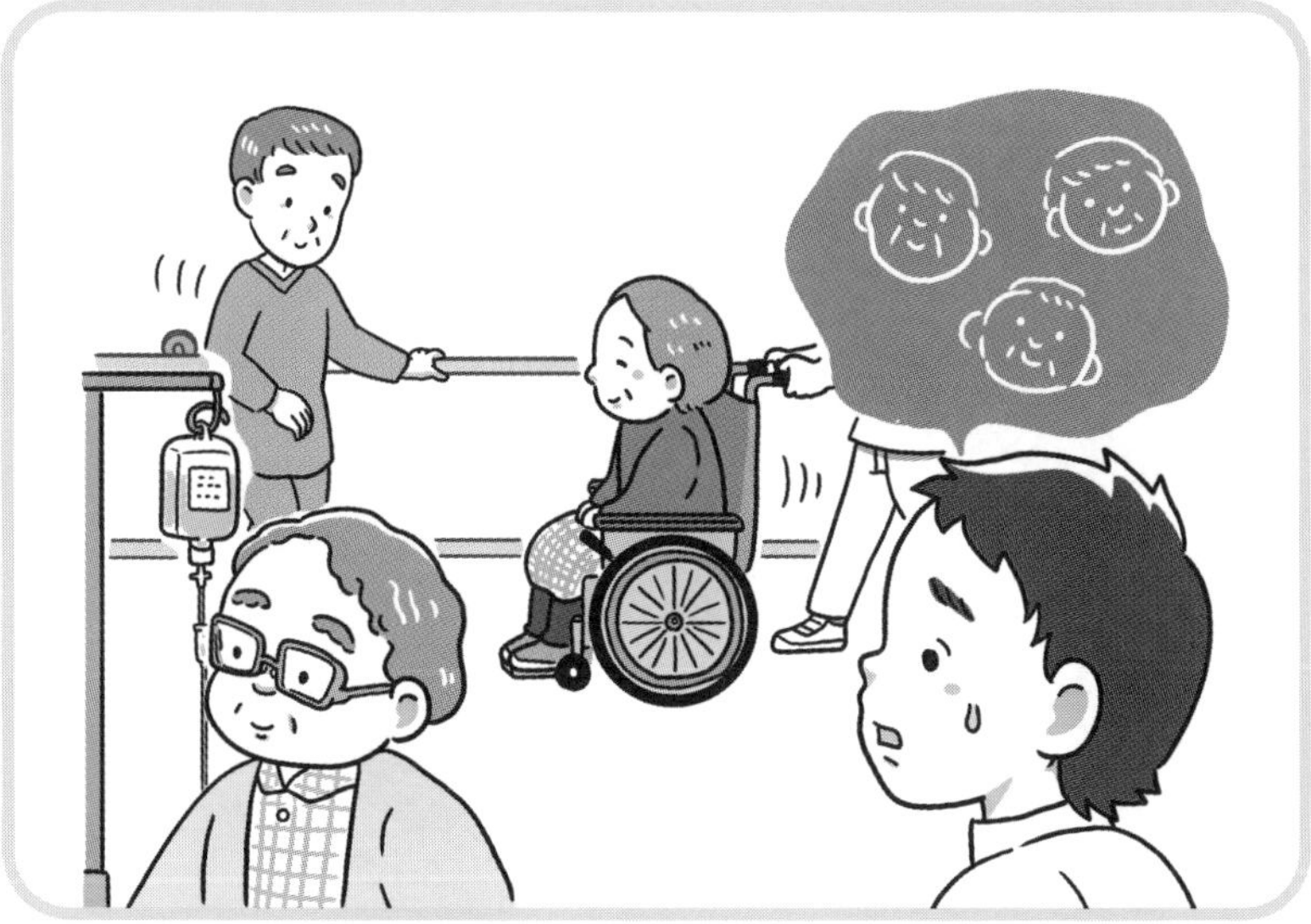

はホッとした表情ですが、実習指導者は「緊張していたのだろうけど、それだけではなさそうだ」と感じていました。

★ワンポイント解説

発達障害の特性のある人には、表情の違いが読み取れないケースがあります。

実習指導者がCさんと面談した際、Cさんは「誰でも顔には目と眉と鼻と口があるのに、どうやって見分けたらいいいんですか？」と聞いてきました。

このように表情の違いが読み取れないタイプは、相手が笑顔なのか、怒っているのか、

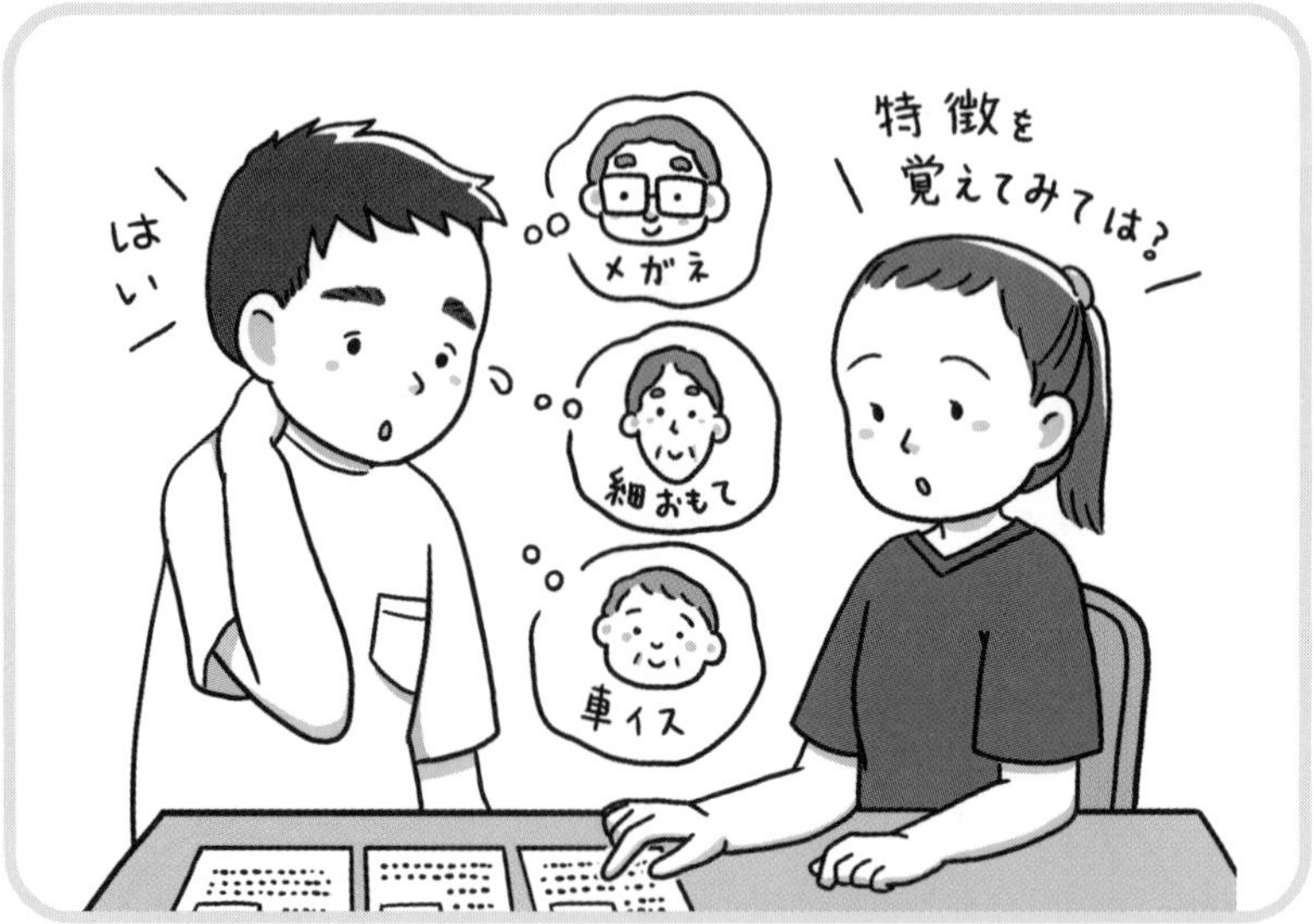
はい
特徴を覚えてみては？
メガネ
細おもて
車イス

泣いているのかさえもわからず、お葬式に参列した際、周囲の人が泣いているにもかかわらず、一人だけ笑顔で、ひんしゅくを買うことがあります。

★具体的な対応例

Cさんは顔のパーツは認識できていますが、細かい配置などによる違いを認識することは難しそうです。そこで実習指導者は、ホクロやメガネの色、髪型など、**最初はわかりやすい特徴を手掛かりにして、覚えやすい人の名前から覚える**ように伝えました。

その結果、少しずつですが、Cさんは患者さんの顔と名前が一致するようになり、なんとか実習をクリアしました。

★将来の見通し

名前を覚えるためには、顔の特徴の違いを見分け、その人の特徴を知る必要があります。そこをCさん任せにすると違いに気づけないため、周囲の人が協力し、患者さんの顔の特徴と名前を一致させた情報を提供する支援が必要になります。

それが成功し始めると、Cさんが名前を覚えるのが早くなっていくと思います。

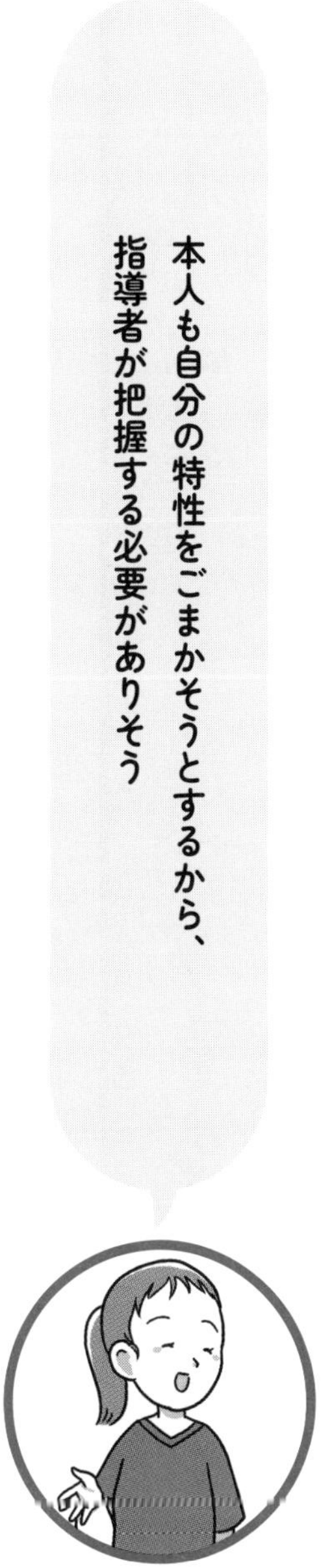
本人も自分の特性をごまかそうとするから、
指導者が把握する必要がありそう

4 自分で取ったメモが後で読めない

Dさんは新人看護師で、明るく元気なタイプです。「○○をやっておいて」と言われたら「はい」と答え、なんでも嫌がらずに引き受けます。

最初の頃は問題がなかったのですが、プリセプター（先輩看護師）が「○○、△△、××をやっておいて」と3つのことを依頼すると、そのうちの1つが抜けることが多くなってきました。「××はどうなった？」と聞くと、「すみません、忘れてました」とDさんは言います。プリセプターが「確実にやってね」と言うと、「わかりました」と元気のよい返事が来ますが、きちんとできたことがありません。

プリセプターがメモを取るように指導すると、Dさんは「メモは取っています」と言いました。それでメモを見たところ、グチャグチャ。Dさん自身もどこに何が書いてあるかわからないメモで、どうしたものかとプリセプターは困っています。

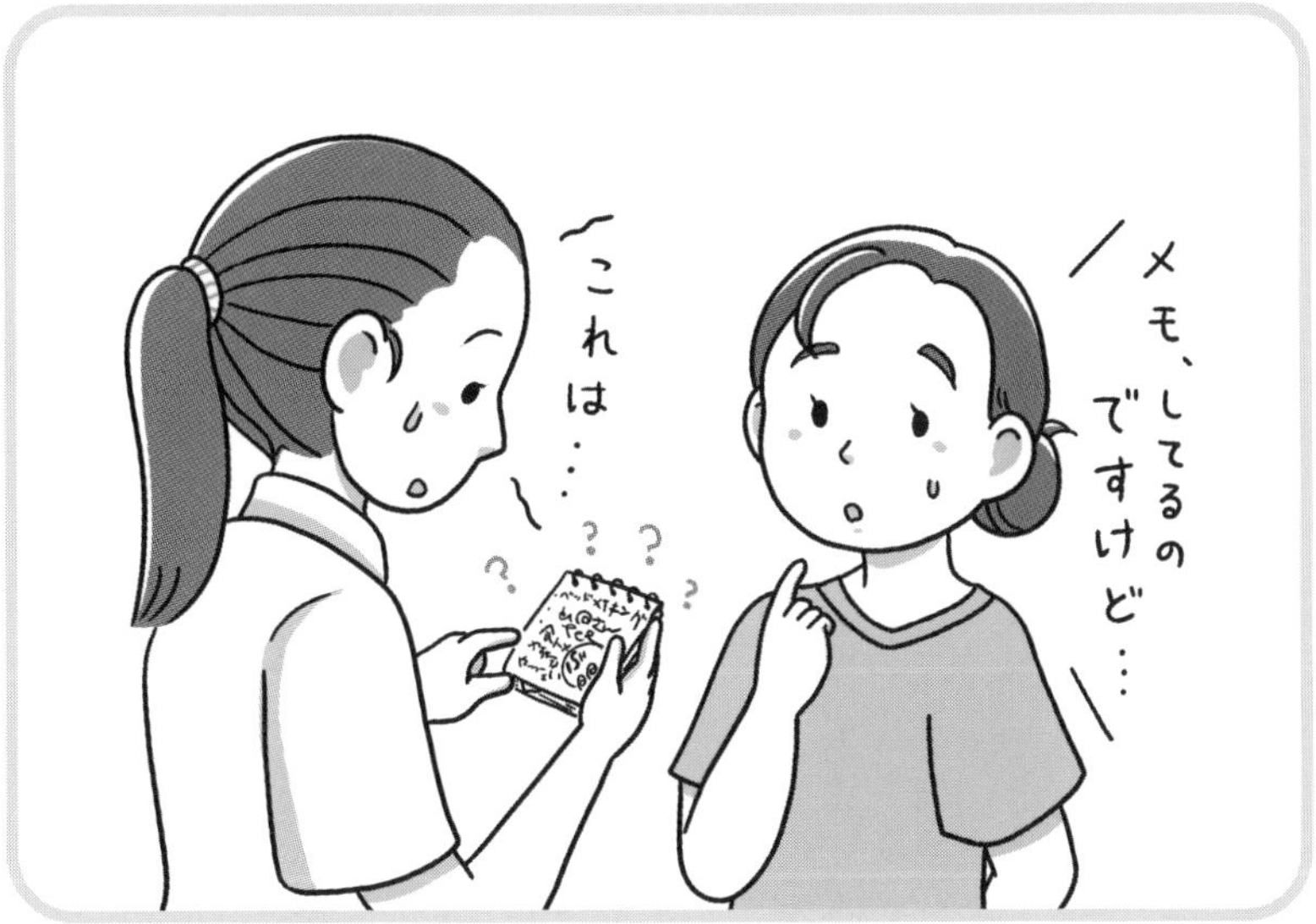

★ワンポイント解説

早合点や聞き漏らしが多いところを見ると、注意欠如・多動性障害（ADHD）の傾向があるかもしれません。このようなタイプの場合、ワーキングメモリ（119ページ参照）の容量が小さいことがあります。**聞いた話を頭の中にとどめて整理するのが難しい**ので、メモがうまく取れません。

もう一つは、**同時作業が苦手**という点にあります。メモには「耳で聞く」「頭で処理する」「手で書く」という作業が同時進行するため、Dさんはメモを取りながらも、頭の中は混乱しているのでしょう。

★具体的な対応例

ワーキングメモリの容量が小さい場合は、**補助グッズの活用が有効**とされています。

Dさんの場合は、やることをメモではなく、付箋《ふせん》に1枚ずつ書きます。付箋をメモ帳に貼り付け、実行したらはがすのです。

例えば、1日のスケジュールを付箋で順番にメモ帳に貼ります。優先順位が変わったときは、付箋の順番を入れ替えるだけで1日のスケジュールが把握できます。

それから、タブレットの活用もよいでしょう。発達障害の特性がある人にとっては、視覚化できるものを手掛かりにするほうがやりやすいと思います。タブレットのカレンダーだと、スケジュールが一元管理できます。

また、紙のメモは紛失する可能性がありますが、タブレットだとそのリスクも少ないと思います。

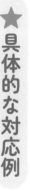

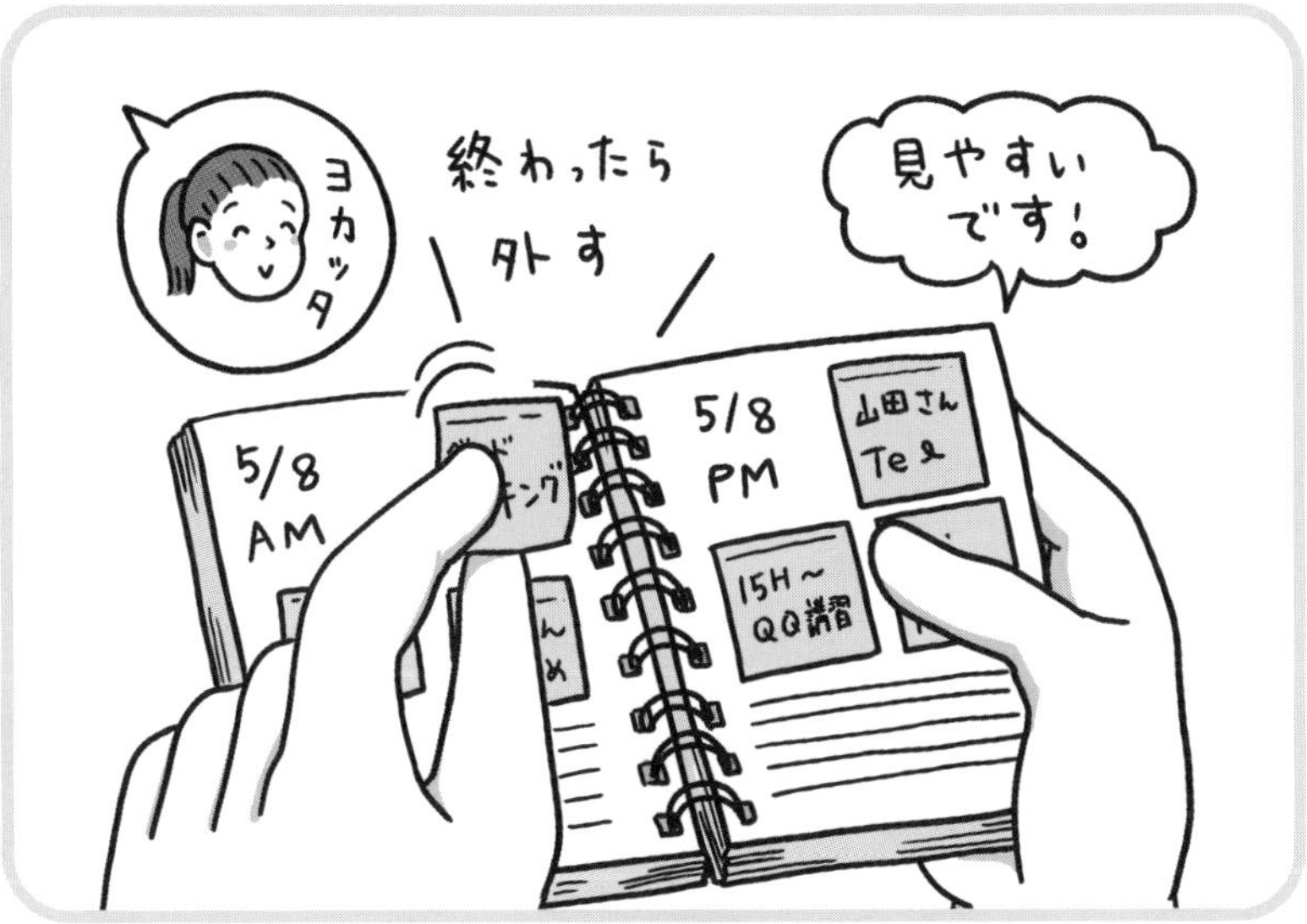
ヨカッタ
終わったら外す
見やすいです！
5/8 AM
5/8 PM

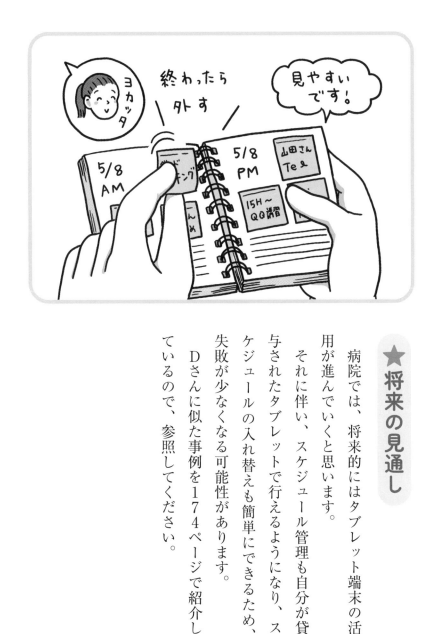

★将来の見通し

病院では、将来的にはタブレット端末の活用が進んでいくと思います。

それに伴い、スケジュール管理も自分が貸与されたタブレットで行えるようになり、スケジュールの入れ替えも簡単にできるため、失敗が少なくなる可能性があります。

Dさんに似た事例を174ページで紹介しているので、参照してください。

コラム

複数のことを同時にできるようにするには？

看護の現場では、申し送りを聞きながら、必要なこととそうでないことを瞬時に聞き分け、必要なことだけメモを取るのは当たり前の作業です。また、患者さんに検温をしてもらいながら、血圧を測り、体調を聞く場面も珍しくありません。

大半の人は苦労なくできるため、誰にでも同時進行を求めがちです。ただ、発達障害およびグレーゾーンの人にとっては、複数のことを同時に行うのは困難で、1つをやると別のことが頭から抜ける傾向があります。

この場合は、**同時進行で複数のことをこなす「マルチタスク」の内容を、「シングルタスク」に分解**して、1つずつやることから始めるといいでしょう。少しできるようになった段階で、2つ組み合わせることが可能な安易なものを見つけ、「ダブルタスク」に挑戦することがよいと思います。

また、計算が得意な場合には、例えば、「検温」を「体温の数字を記録」、「血圧」を「血圧測定結果の数字を記録」という**認知に置き換える**という方法もあります。

本人の得意分野と全体の安全を優先し、1つずつやるところから始め、次に2つのことを同時にやれるようにステップアップさせていきましょう。少しずつですが、やれることが増えると自信がついていくと思います。

5 片付けられず周囲が迷惑

Eさんは30代の女性で、小さい頃から自分の部屋が汚く、足の踏み場がありませんでした。小学校ではよく忘れ物をして、先生に怒られていました。

看護師になってからは、ナースステーションにEさん用のレターボックスがあるのですが、整理をする気がないようで、チラシや大事な書類があふれ出ています。周囲の人が「片付けてください」と言うと、少しは片付くのですが、数日たつと同じ状況です。

休憩時間になると自分の大きいカバンからスマホを取り出そうとするのですが、どこにあるかわからないらしく、中身を全部ひっくり返すため、ひんしゅくを買っています。休憩時間が終わる頃には、そこに出したものを端からカバンに詰めるので、何がどこにあるかはわからない状態に。

Eさんの同僚は、「なぜ社会人なのに片付けられないのかな？」と不思議な目で見ています。

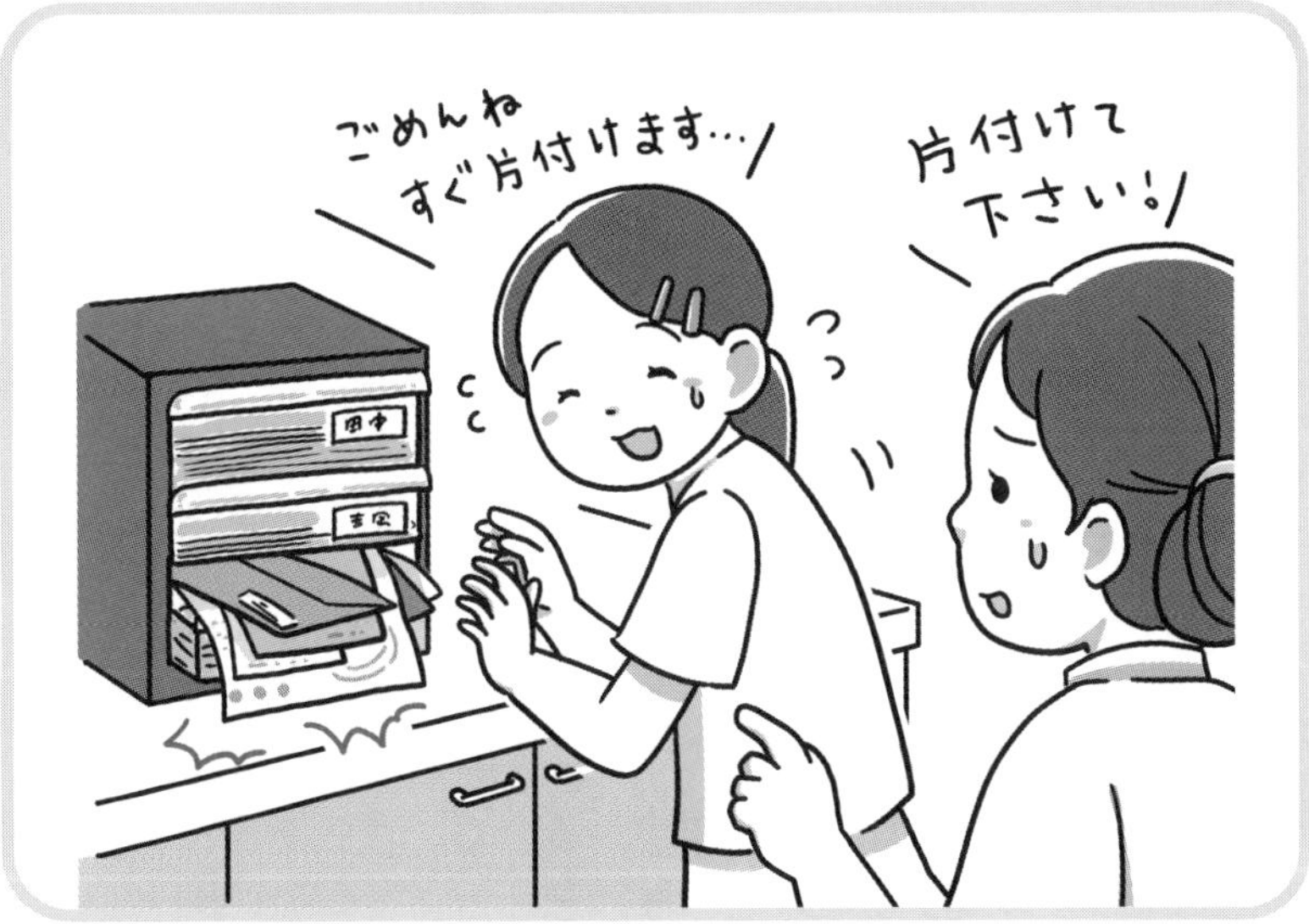
ごめんね
すぐ片付けます…
片付けて
下さい！
田中
吉田

★ワンポイント解説

小さい頃から部屋が片付けられなかったり、忘れ物が多かったりする点から、Eさんは注意欠如・多動性障害（ADHD）の傾向があるかもしれません。**大事なものとそうでないものの区別がつかない**ため、レターボックスの書類も放置している可能性が考えられます。大きいカバンに不要なものまで入れて持ち歩くのも、整理が苦手な特徴の一つと考えられます。

★具体的な対応例

レターボックスの書類の整理には、具体的なアドバイスが必要です。

Eさんに対しては、次のようなルールを示します。

❶「重要」と書かれているものはすぐに処理をする
❷「提出の締め切りが明記されているもの」は締め切り日の3日前までに処理する
❸それ以外の「お知らせ」のようなチラシは興味がなければ再生紙箱に入れる

そして、これを週の初めの出勤日には必ず実行するよう、マニュアル化させましょう。

カバンの整理の仕方も、誰かがやり方を教えてあげてください。

まずカバンの中のゴミは捨てます。

次に、複数のポーチを用意しそれぞれに「貴重品」「化粧道具」などの名札をつけ、使い終わったらポーチに戻すことを徹底してもらいましょう。

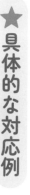

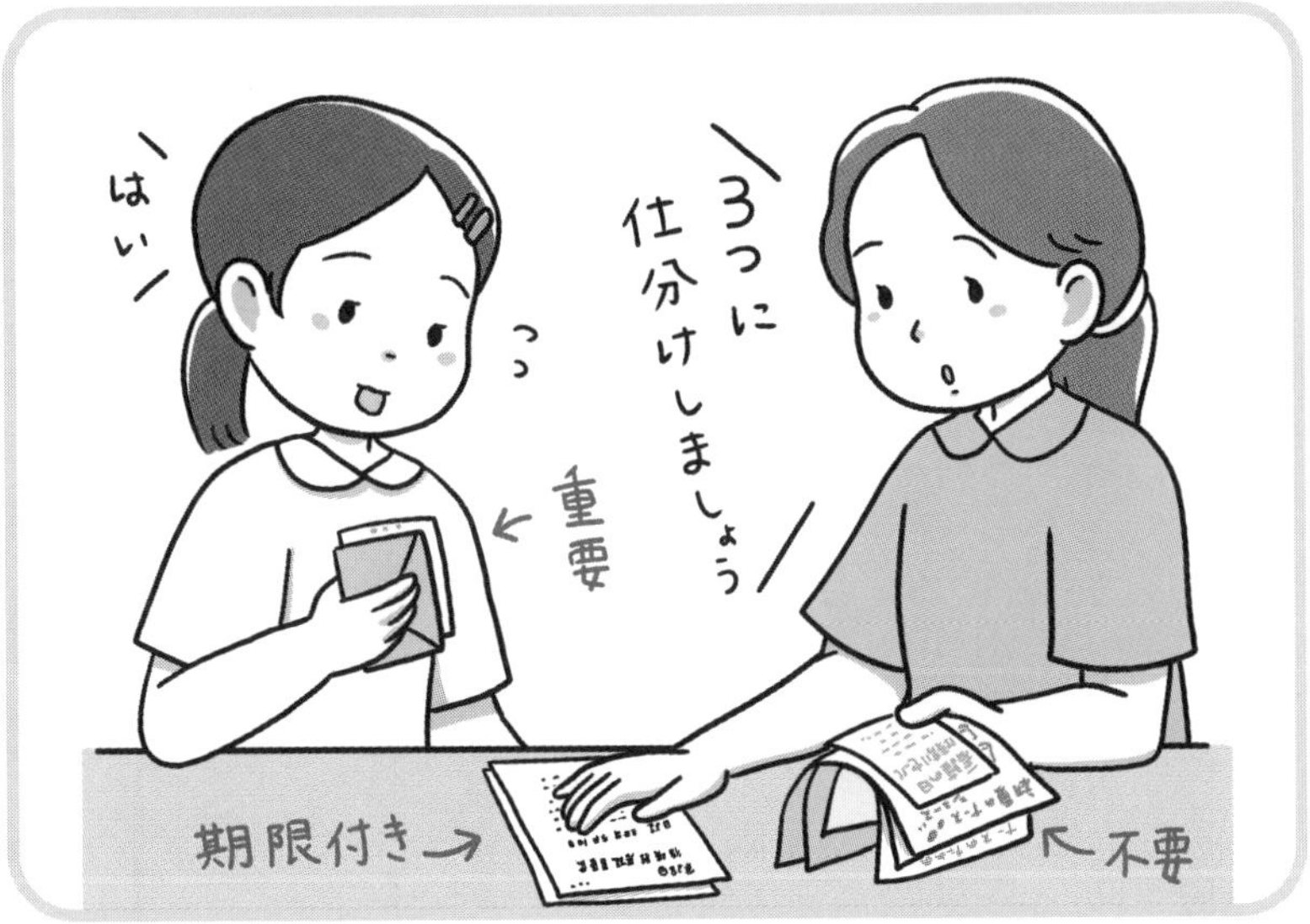
はい
3つに仕分けしましょう
重要
期限付き
不要

★将来の見通し

レターボックスを週1回は見るようにルール化すれば、書類がはみ出すことはなくなるでしょう。忘れてしまうことがあるため、本人任せにしないことがポイントです。

Eさんのようなケースでは、周囲のチェックがなくなると、すぐにできなくなることが珍しくありません。**大事なのは、根気よくサポートを続けていくこと**です。

6 自分のルールを変えない

20代男性のFさんは、採用面接のとき、どこか杓子定規《しゃくしじょうぎ》なところがありました。入職後にコミュニケーションがうまく取れるかが看護師長は気になりましたが、とにかく人手不足だったので採用することにしました。

入職時に渡した病院の就業規則を隅から隅まで読んでいて、看護師長は「暗記しているのではないか」と思ってしまいました。有給休暇が何日発生するとか、年末年始休暇が何日あるなど、休みに関する情報には特に敏感でした。

ある日の午前に、患者さんの入浴介助を、Fさんは同僚と行っていました。同僚にはなんの相談もせず、「患者さん1人の入浴時間は10分」とFさんは決め、患者さんの体格や体調に関係なく一律10分でやろうとしました。そのため、一緒に担当していた同僚に注意

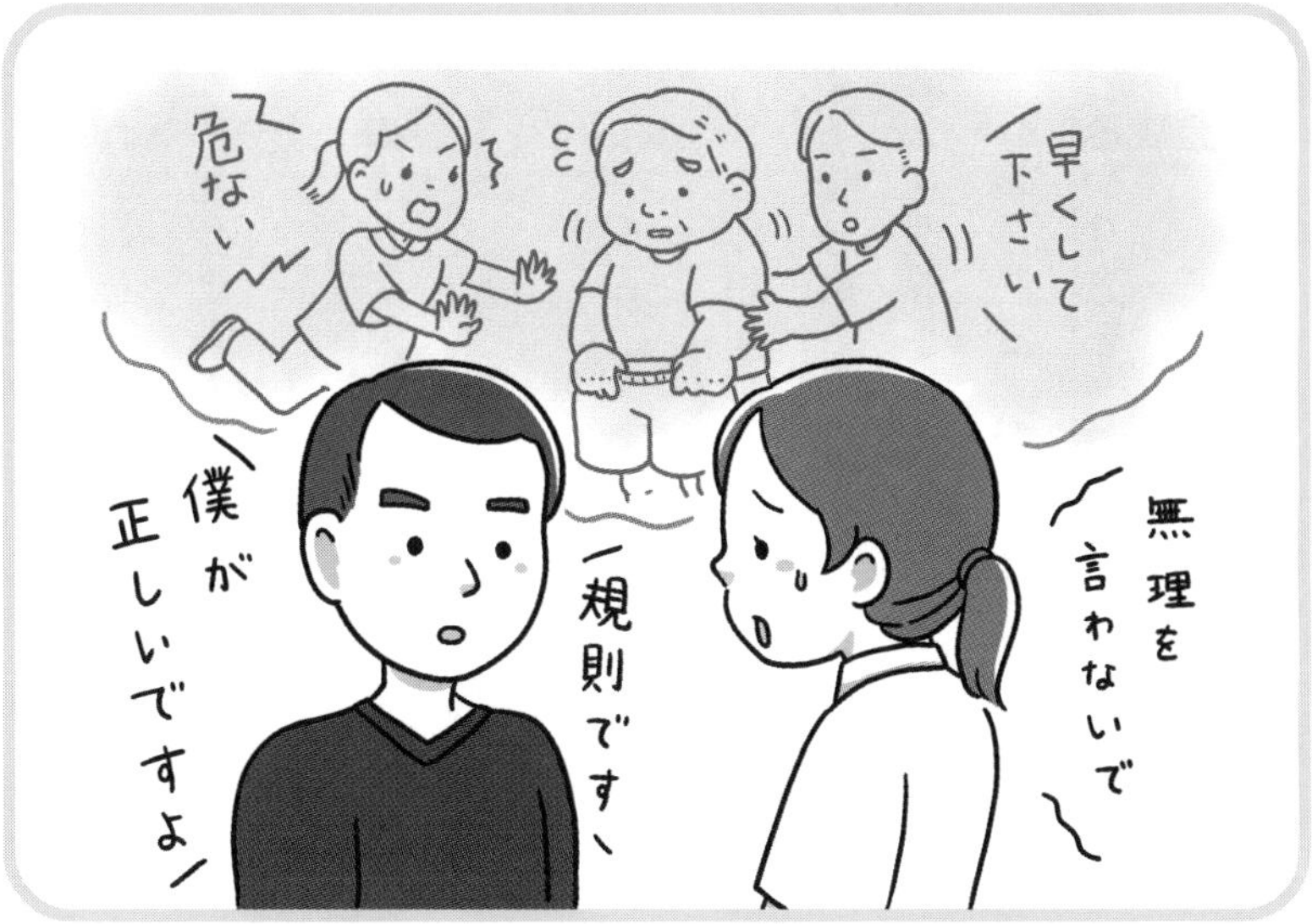
危ない
早くして下さい
無理を言わないで
規則です
僕が正しいですよ

されましたが、Fさんは自分のやり方を貫こうとしたため、トラブルになったという報告を看護師長は受けました。

なぜFさんは、10分にこだわったのでしょうか。

★ワンポイント解説

面談で看護師長が「なぜあなたは1人の入浴を10分でやろうとしたのですか？」と尋ねたところ、Fさんは無言で就業規則を開きました。そこに書かれていたのは、「休憩時間：11時30分～13時30分の間の1時間」という決まりでした。「11時30分から休憩したいので、1人10分にしないと入浴介助が終わりません」という理由がFさんにはあったのです。

これに対し、看護師長は「就業規則に書かれていることは基本的なルールであって、あなたの希望どおりにはいきません」と注意しましたが、それでも休憩時間にこだわったそうです。

このような**強いこだわりは、自閉症スペクトラム障害（ASD）の特性**と考えられます。

★具体的な対応例

ASDの傾向がある場合は、就業規則のような文章に記載されているものは、本人の都合よく受け取ることが多く、休憩時間の運用になぜ幅があるか（交代で休憩に行くなど）はあまり理解されません。

一つの方法ですが、**合理的配慮の一部と考え、なるべく11時30分を目指して入浴介助が終わるやり方を検討します**。

例えば、一緒に担当している同僚が、患者さんの体格などを考慮して、1人ずつの入浴時間の目安をFさんに伝え、足並みをそろえて安全でスムーズに入浴が済むようにやって

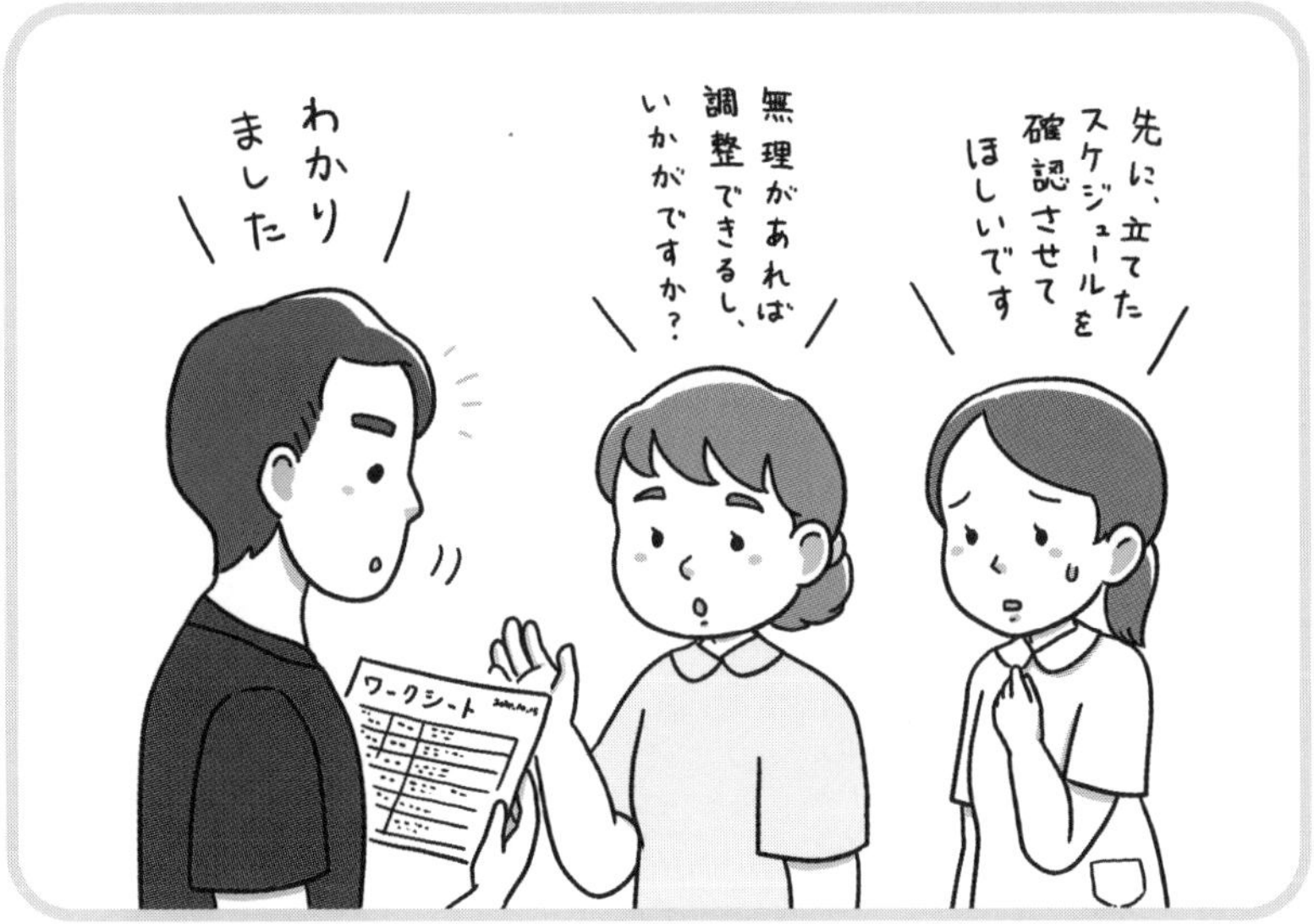
先に、立てたスケジュールを確認させてほしいです
無理があれば調整できるし、いかがですか？
わかりました
ワークシート

みるのです。

★将来の見通し

今どきは人手不足の病院も多く、せっかく入職した看護師を上手に育てることも、一つの課題だと考えます。

Fさんは、仕事をやらないわけではないので、本人のニーズと病院の枠組みの折り合えるところを見つけ、安全・安心に配慮しながら入浴介助などの業務を遂行してはいかがでしょうか。

7 助けられても感謝しない

病棟では、チームで仕事をやっています。20代女性のGさんは、一つのことを丁寧にやるのはいいのですが、とにかく時間がかかって困ります。午前中の処置だけでも昼休みにずれ込み、チーム全員が食事に行くのが遅れます。このため、同僚がいつも手伝うのですが、「ありがとうございます」の一言がないので、みんな頭に来ています。

Gさんはプライドが高く、処置一つをとっても、完璧にやろうとするため、手を抜くことはできないようです。

先日の夕方も、患者さんが入院してきたので、Gさんがその対応をしていました。「入院時の検査に時間がかかると、Gさんが帰れなくなるだろう」と思い、数名で手伝ったのですが、Gさんからは一言も感謝の言葉がなく、同僚たちはただ疲れただけでした。

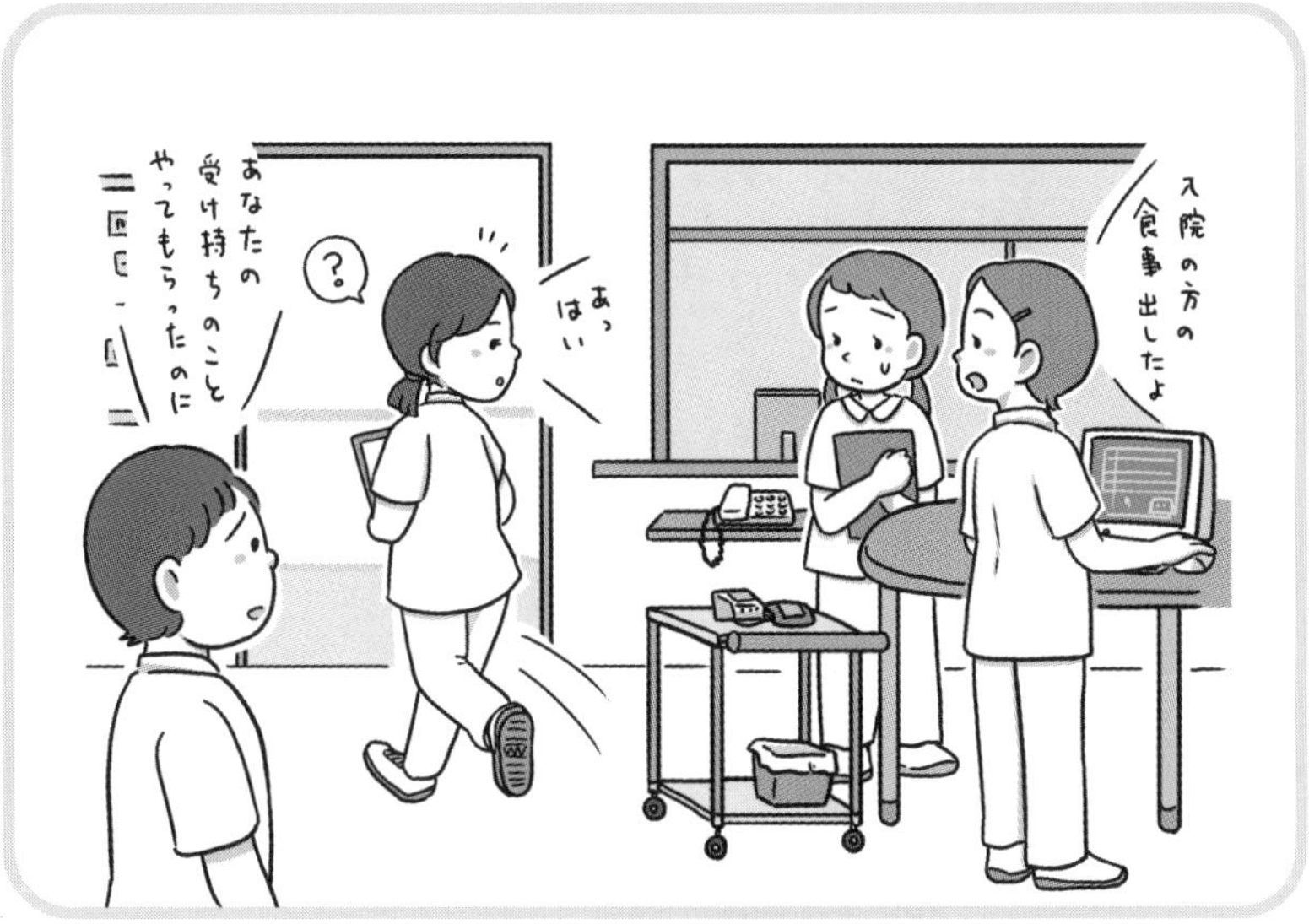
入院の方の食事出したよ
あっはい
?
あなたの受け持ちのことやってもらったのに

★ワンポイント解説

発達障害およびグレーゾーンの人の中に、助けてもらっても「ありがとう」という感謝の言葉を言わない人がいます。いわゆる社会常識に乏しいタイプだと思いますが、一方で独特の価値観があり、**「同じチームなのだから、手伝うのは当たり前」**と思っている可能性があります。

★具体的な対応例

メタ認知（119ページ参照）の問題で、自分流の捉え方になり、客観的な視点から物事を見ることができなくなっている可能性があります。

Gさんの場合はかなり厄介そうです。看護師長が「手伝ってもらったときは『ありがとう』と感謝の言葉を伝えましょう」と正しいことを伝えるだけでは、怒りだす可能性があります。

まず、Gさんが尊敬している人や、「この人の言うことなら聞く」という人を病院内で探します。

例えば、それが事務部長であれば、事務部長から社会常識の話をしてもらいましょう。Gさんのようなタイプは、自分の中で「事務部長は偉い人なので、言うことを聞こう」「主任の言うことは、適当に済ませればいい」といった感じで、病院内の人をランク付けしていることがあります。ですから、**Gさんの中のランクが高そうな人に指導してもらうと、少しは行動修正できる**かもしれません。

それでもうまくいかない場合は、メタ認知の改善を目指し、医師やカウンセラーの力を借りることも必要かと思います。

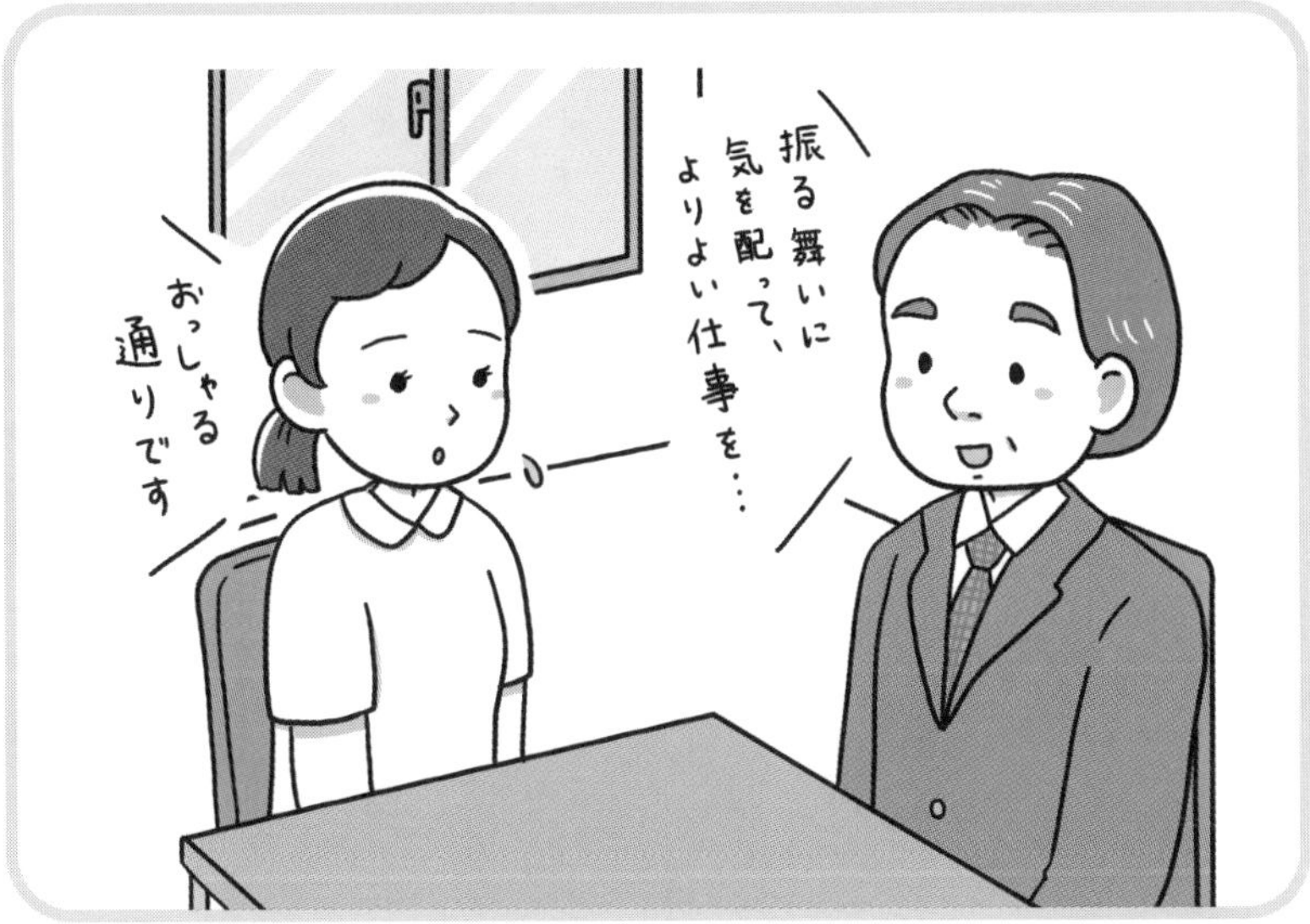
振る舞いに
気を配って、
よりよい仕事を…
おっしゃる
通りです

★将来の見通し

専門家や事務部長などの力を借りてGさんのメタ認知が改善すると、自分を客観視して、何が社会常識かがわかるようになっていくと思います。そうすれば、少しずつ、チームメンバーを気遣えるようになるはずです。

Gさんも、チームの大事なメンバーです。少しずつ社会性を養ってあげましょう。

8 すぐに傷つき、泣き始めてしまう

Hさんは、今年入学してきた看護学生です。小さい頃から母親が失敗しないよう、先回りして準備してきたせいか、自分ではなにもできません。勉強は家庭教師に教えてもらってまずまずの成績を維持し、母親の勧めで看護学校に入学しました。

入学当初からHさんは線が細く、教員の間では「彼女は学校でやっていけるだろうか」という心配の声も出ていました。宿題については、最初はなんとか全部提出できていたのですが、途中から提出できないものが出てきました。教員が注意すると、Hさんは深く傷つき、泣きだしてしまいます。そんなときは、教員のほうがいじめているような、変な感覚になります。

Hさんから教員が話を聞いたところ、0か100しかないイメージらしく、宿題は提出して当たり前（100）で、提出できなかった場合（0）は自分を全否定している様子でした。教員は「そこまで思い詰めなくてもよいのに」と思いました。

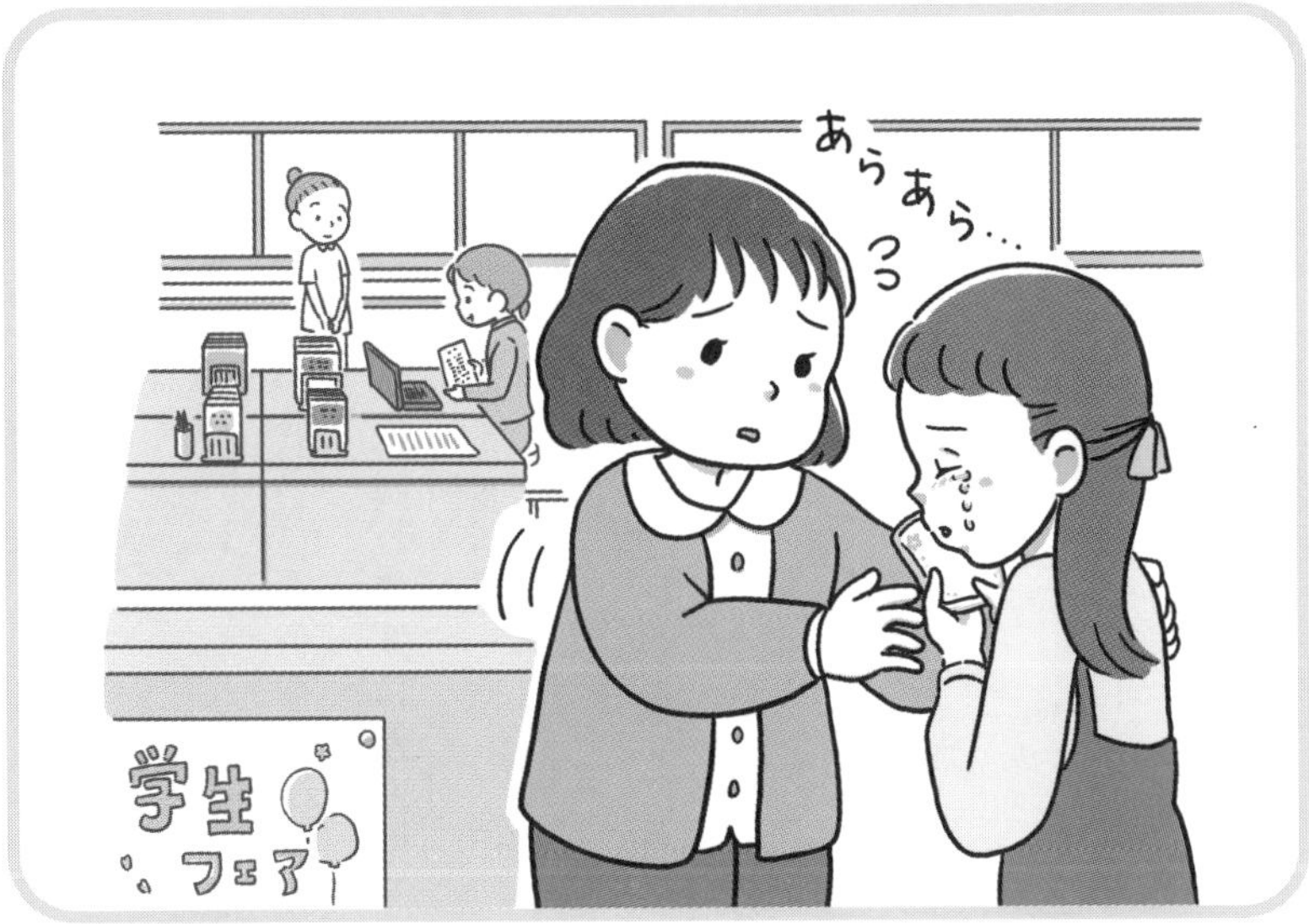

★ワンポイント解説

Hさんの育った環境は、75ページで紹介した事例と似ています。ただ、**0か100の価値観を持っている**ところから、Hさんは発達障害およびグレーゾーンに当てはまるかもしれません。

大半の学生は、注意されると内省し、今後の宿題にかける時間の配分などを考え、宿題を漏れなく提出できるようになるでしょう。

一方、Hさんについては、**教員に注意された記憶だけが頭に残ってしまいがちです**。そのため、教員との関係もギクシャクするのです。

★具体的な対応例

Hさんは人格が傷つけられている可能性があるので、さらなる注意で自分が全否定されている気になり、退学するかもしれません。

これを防ぐためには、まずは**がんばりを認め、人格を否定しているわけではないと伝えることが大切**だと思います。

次に、宿題の提出が遅れるようになった原因を、Hさんと一緒に分析します。入学当初はすべて提出できていたわけなので、入学当初の宿題の量と、現在の宿題の量を比較し、現在が1・5倍になっているとしたら、0・5倍分の宿題をどのようにしたらこなせるか、Hさん自身に対策を考えてもらいます。

ひとまず、Hさんが考えた自分なりの対策に従って実践し、改善できたかを、教員はモニタリングしていきましょう。

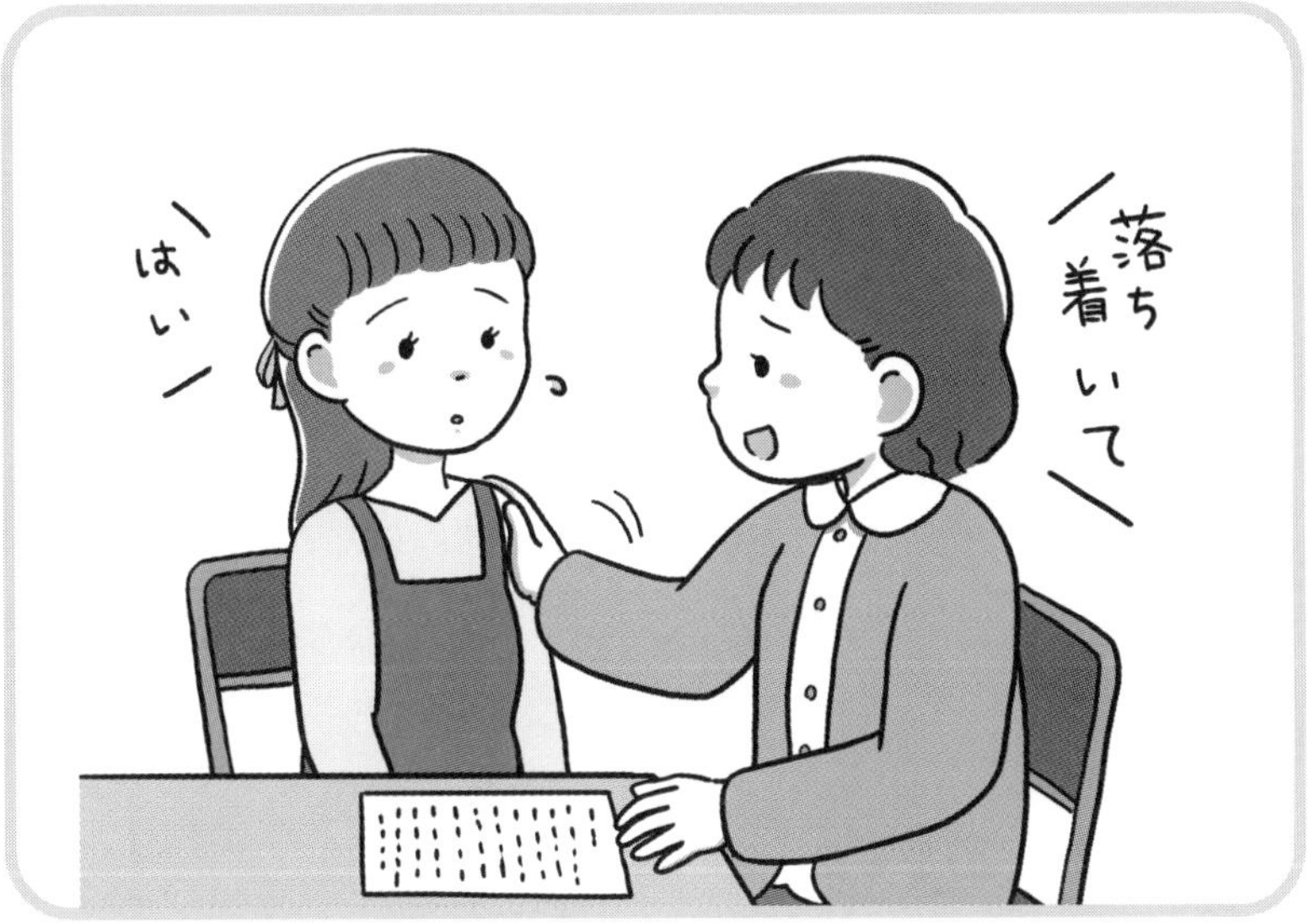

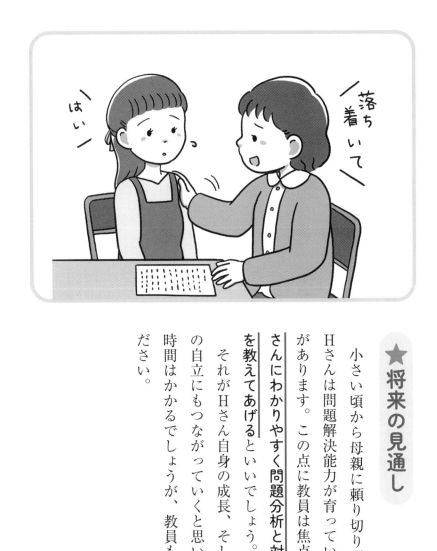

★将来の見通し

小さい頃から母親に頼り切りだったため、Hさんは問題解決能力が育っていない可能性があります。この点に教員は焦点を当て、**Hさんにわかりやすく問題分析と対策の作り方を教えてあげる**といいでしょう。

それがHさん自身の成長、そして母親からの自立にもつながっていくと思います。多少時間はかかるでしょうが、教員も見守ってください。

9 過去のことをいつまでも根に持つ

Iさん（10代男性）は、子どもの頃から記憶力がよく、電車の名前はすべて覚えていました。小学生の頃、水泳スクールに行くのが嫌で部屋に隠れていたら、父親に見つかりすごく怒られたことをリアルに覚えています。中学までは家で勉強をやらなくても、ほぼ100点が取れました。

看護学校に入学してからもIさんは記憶力を生かし、完璧《かんぺき》なくらい課題をこなしました。文化祭のとき、バザーの注文を受ける係を3人でやりました。後日、教員はGさんに「あなたに頼んだバザーの品がまだ届かないと保護者が怒っているんだけどどうなってる?」と言いながら、すごい形相で迫ってきました。Iさんは記憶になく、「ぼくは頼まれていません」とはっきり言いました。すると教員はさらに怖い顔になり、目がつり上がった状態で怒りました。Iさんは恐怖を強く感じ、その場から走って逃げました。

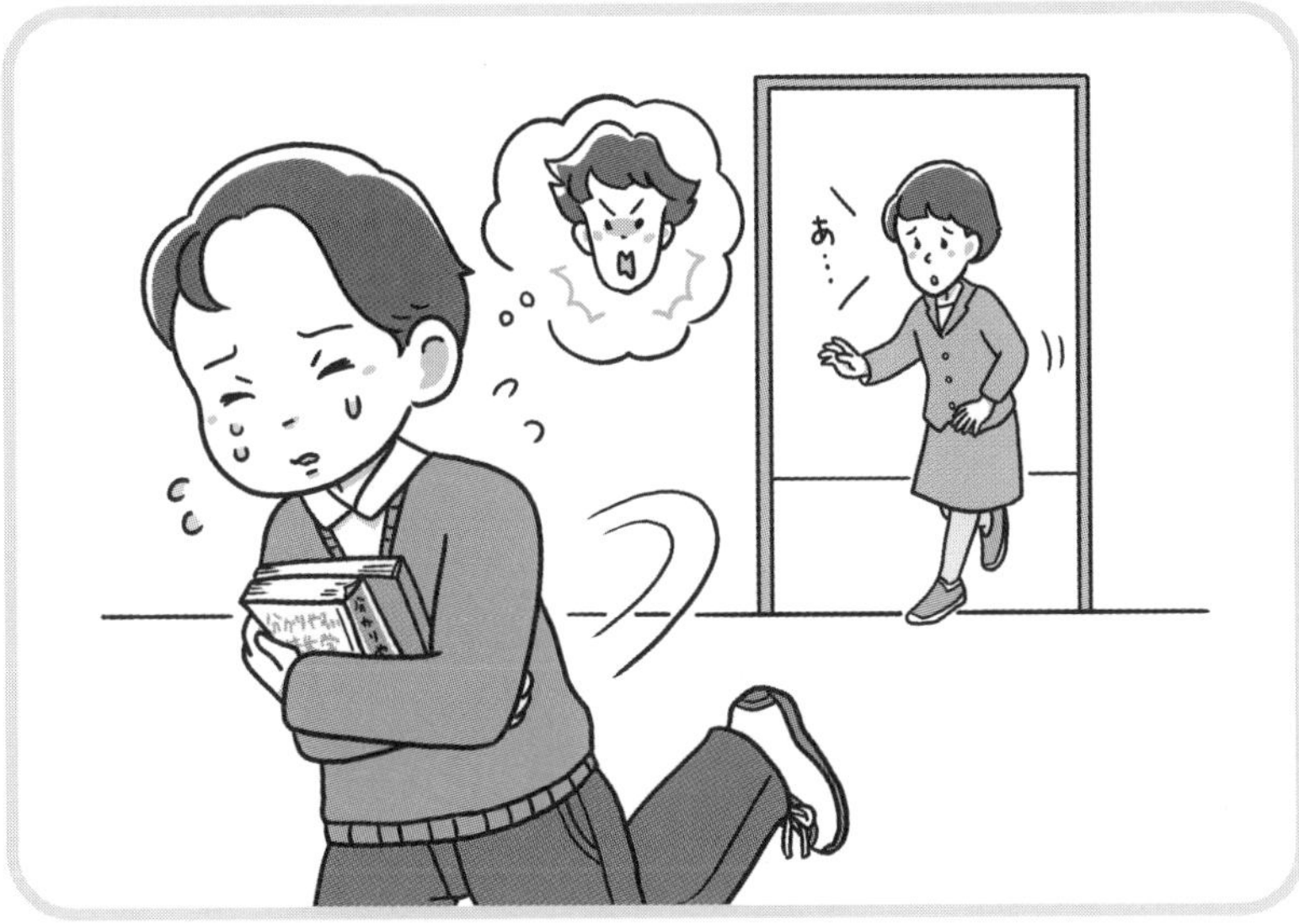

結局、教員の勘違いで、ほかの人に頼んでいたことがわかりました。教員はIさんに謝罪をしたのですが、その日以来、Iさんは教員の顔を見ると避けるようになりました。

あれから5年がたちましたが、いまだに関係は修復できません。

★ワンポイント解説

発達障害の特性の一つに、**記憶力がよいこと**が挙げられます。Iさんの「電車の名前をすべて覚えていた」は、これに該当しそうです。

このタイプの人は、黒板に書かれたことが写真に撮った状態で記憶できることもあります。そのため、テスト勉強をやらなくてもよい成績が取れる利点はありますが、逆に嫌な出来事もリアルに覚えていて忘れることができない弱点もあります。

Iさんの場合は、教員の怖い形相とともに、激しく怒られたことが嫌な記憶として残ってしまったようです。**この記憶が薄まることは期待できない**ので、教員の顔を見る度に嫌な記憶がフラッシュバックする可能性があります。

★具体的な対応例

教員は自分の勘違いに気づき、すぐにIさんに謝罪をしました。しかし、Iさんとしてはすごい形相で怒られた事実が消えるわけではなく、生理的に教員を受け付けなくなってしまいました。

この場合は、謝罪を繰り返すのは逆効果です。**教員と顔を合わさなくて済む環境を作ってあげる**ほうが安全だと思います。

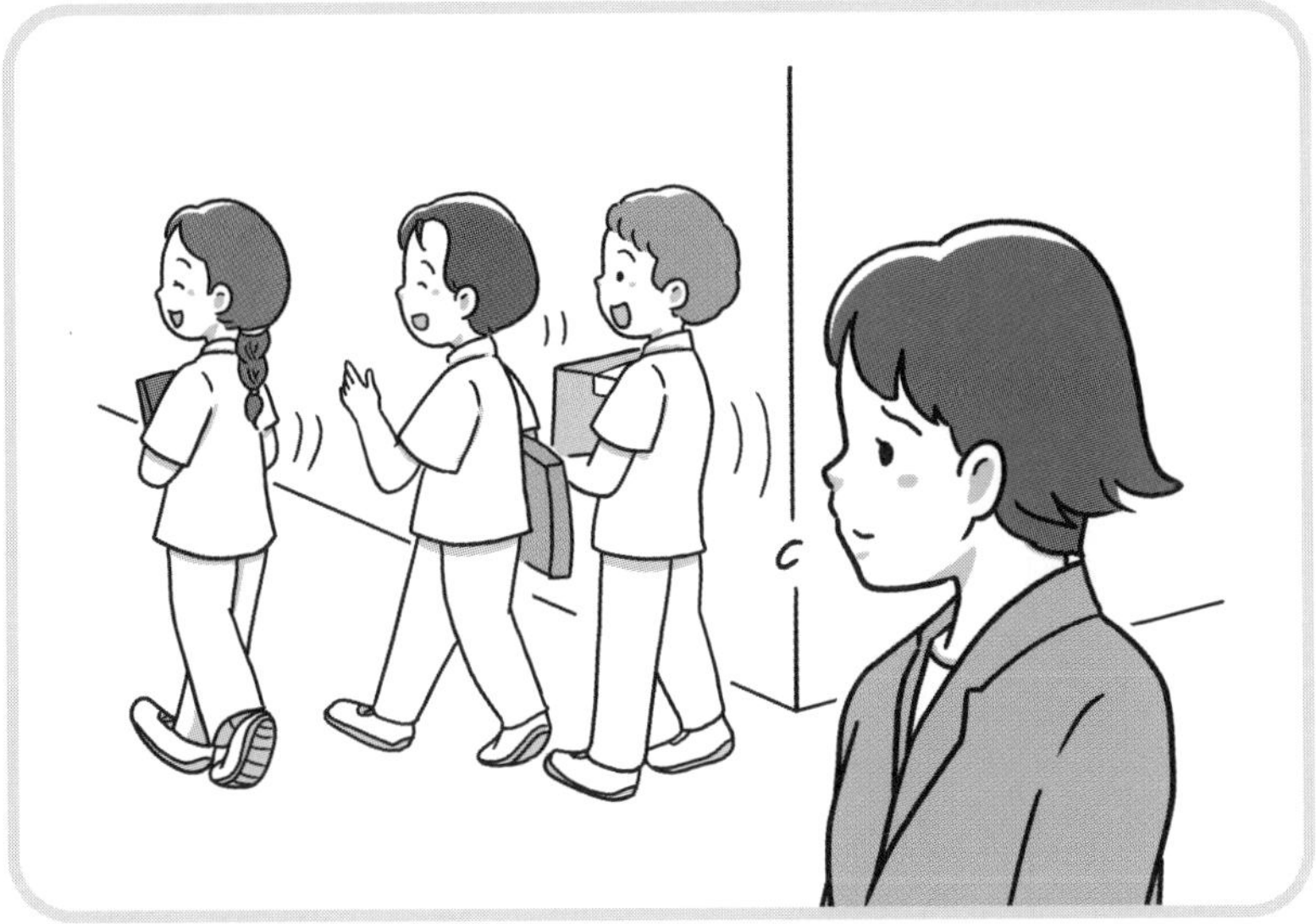

★将来の見通し

誰にでも勘違いはあるわけで、教員にしてみれば謝罪をしたのだから、Iさんに和解をしてほしいのでしょう。しかし、発達障害の特性で記憶力がよいため、嫌な記憶が残り続けてしまう可能性があります。

ですから、教員は関係の修復を諦めて、Iさんに自分から近づいていくことは避けたほうがいいと思います。

コラム

他人のミスが許せなくなる「長期記憶」

発達障害の特性がある人の中に、やたらと他人のミスに厳しい人がいます。本人もミスをするのですが、都合よくそれを忘れていることがあります。

ただ、「長期記憶」がよいため、他人の失敗やミスをよく覚えています。自分のミスは棚に上げ、他人のミスは過去にさかのぼって責めることがあるので、人間関係を悪化させがちです。

30代男性の看護師を例に挙げると、完璧主義で、書棚のファイルを自主的に五十音順に並べてくれます。そのおかげで周りは助かるのですが、「実習指導者会議」のファイルが「あ行」に入っていると怒って、犯人捜しをし始めました。

また、2年前に担当患者さんの荷物が行方不明になったとき、彼の責任にされたことを根に持ち、今でも「自分は正しかった」と主張しています。

こうした人は、「他人にミスを教えてあげることは、よいことだ」と勘違いしている場合があります。

対策として、書棚のファイル問題については、看護師長から「みんなにお願いがあります。みんな忙しく、書棚のファイルが間違ったところに入っていることがあると思います。見つけた人は自主的にそっと直しておいてくださいね」と言うと、犯人捜しができなくなると思います。

また、長期記憶が優れていて、他人のミスをいつまでも覚えている点については、逆に周囲の人たちのほうが、記憶が不明瞭になっているため、議論になると収拾がつかなくなると思います。これへの対応としては、**過去のミスが持ち出された瞬間に、「それは終わったことです」ときっぱり宣言し、蒸し返さないようにする**ことがよいと思います。

10 聴覚過敏でナースコールがうるさい

20代女性のJさんは、普段から音に過敏なところがあります。学生時代は、授業をする先生の声や、黒板に字を書くときのチョークの音などが、気になって仕方ありませんでした。

Jさんの入職後、ナースステーションでナースコールが鳴ると、Jさんが異様にビクッとしたり耳を手でふさいだりしていたので、看護師長は気になっていました。

ある日、看護師長は「ナースコールがうるさくて仕方ないので、もう少し音を小さくしてください」とJさんから言われました。それで、周囲の人に「ナースコールの音をどう感じていますか?」と聞くと、多くの人は「特に音の大きさは気にならない」という返事でした。このため、少しだけ音を小さくしましたが、Jさんは不満なようです。

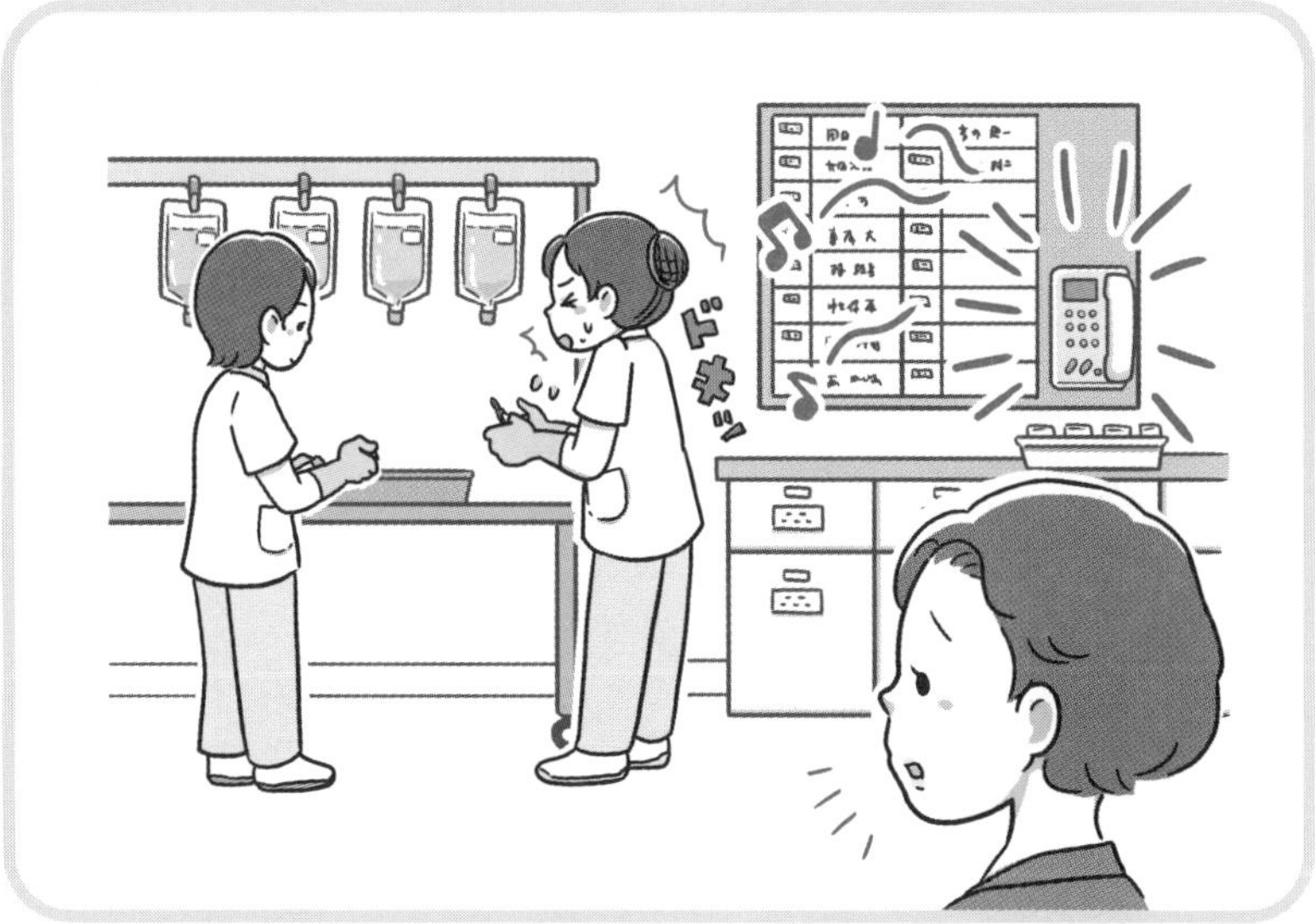

★ワンポイント解説

発達障害の特性がある人には、聴覚過敏の場合があります。周囲には普通に聞こえるナースコールの音ですが、Ｊさんには拡声器を通して聞こえるくらい大きい音で聞こえています。

自閉症スペクトラム障害（ＡＳＤ）や注意欠如・多動性障害（ＡＤＨＤ）などの発達障害の診断を受けた小・中・高校生の場合は、近年は診断書に基づき、学校で防音のヘッドホン型イヤーマフの使用が認められています。

★具体的な対応例

Jさんは、発達障害と診断されていませんでした。それでも、Jさんの訴えに基づき、病院としてできる合理的配慮の一環として、ある程度ナースコールの音を小さくすることにしました。

日勤の時間帯は騒々しいため、ナースコールの音を小さくし過ぎると音自体が聞こえづらくなります。そのため、あまり小さくできませんでしたが、夜勤の時間帯はもう少し音を小さくしてみることになりました。

加えて、日勤の時間帯は、Jさんの居場所をスピーカーから遠い位置にすることにしました。

このようにJさんの聴覚過敏に対しては、**周囲が理解する方向で配慮が進みました。**

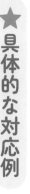

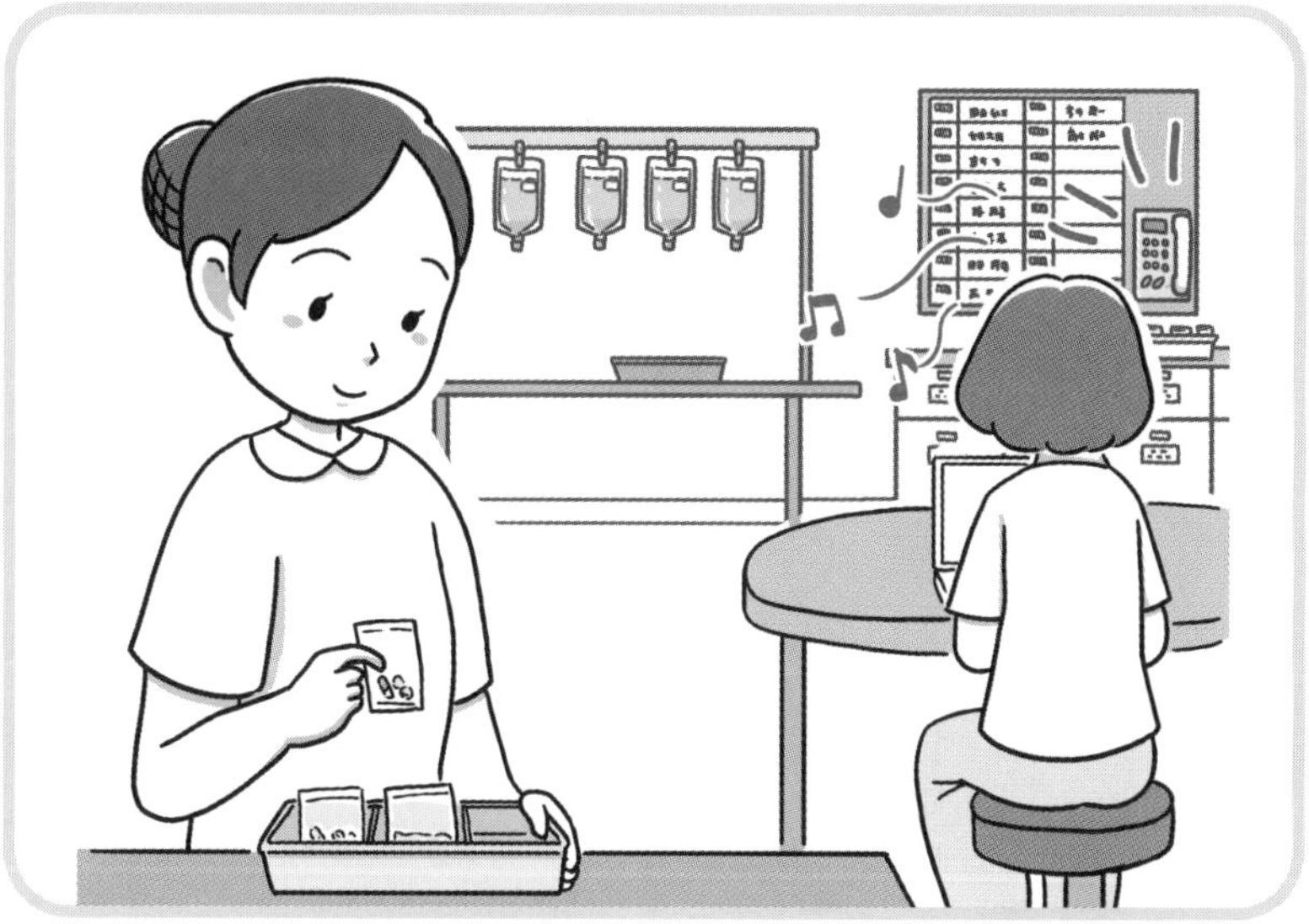

★将来の見通し

Jさんのケースは聴覚でしたが、ほかの感覚が過敏な人もいます。

視覚過敏だと蛍光色《けいこうしょく》のチラシなどが苦手で、味覚が過敏だと食べられないものがあります。

また鈍感なケースもあり、呼びかけに答えない人は聴覚が鈍い可能性があります。

こうしたことも個性の一つと捉えて、うまくコミュニケーションを取ることが大切だと思います。

11 情報を共有できない

Kさんは30代男性の中堅看護師ですが、どのような私生活を送っているのか、誰も知りません。コミュニケーションが苦手なのか、休憩時間は一人でスマホを見て過ごすことが多く、雑談することがほとんどないからです。

性格は真面目で、指示されたことはきちんとやってくれます。

しかし、一つ困るのが、Kさんしか知らない患者さんの情報が多々あることです。その都度、看護師長は「患者さんの情報はなんでもいいのでみんなと共有してください」と注意するのですが、Kさんは「はい」とは言うものの、改善しません。

先日も、遠く離れている患者さんの息子さんが、お休みを取って面会に来てくれることをKさんは聞いていたそうなのですが誰にも報告しませんでした。そのため、息子さんが面会に来て病棟のスタッフが慌ててしまいました。

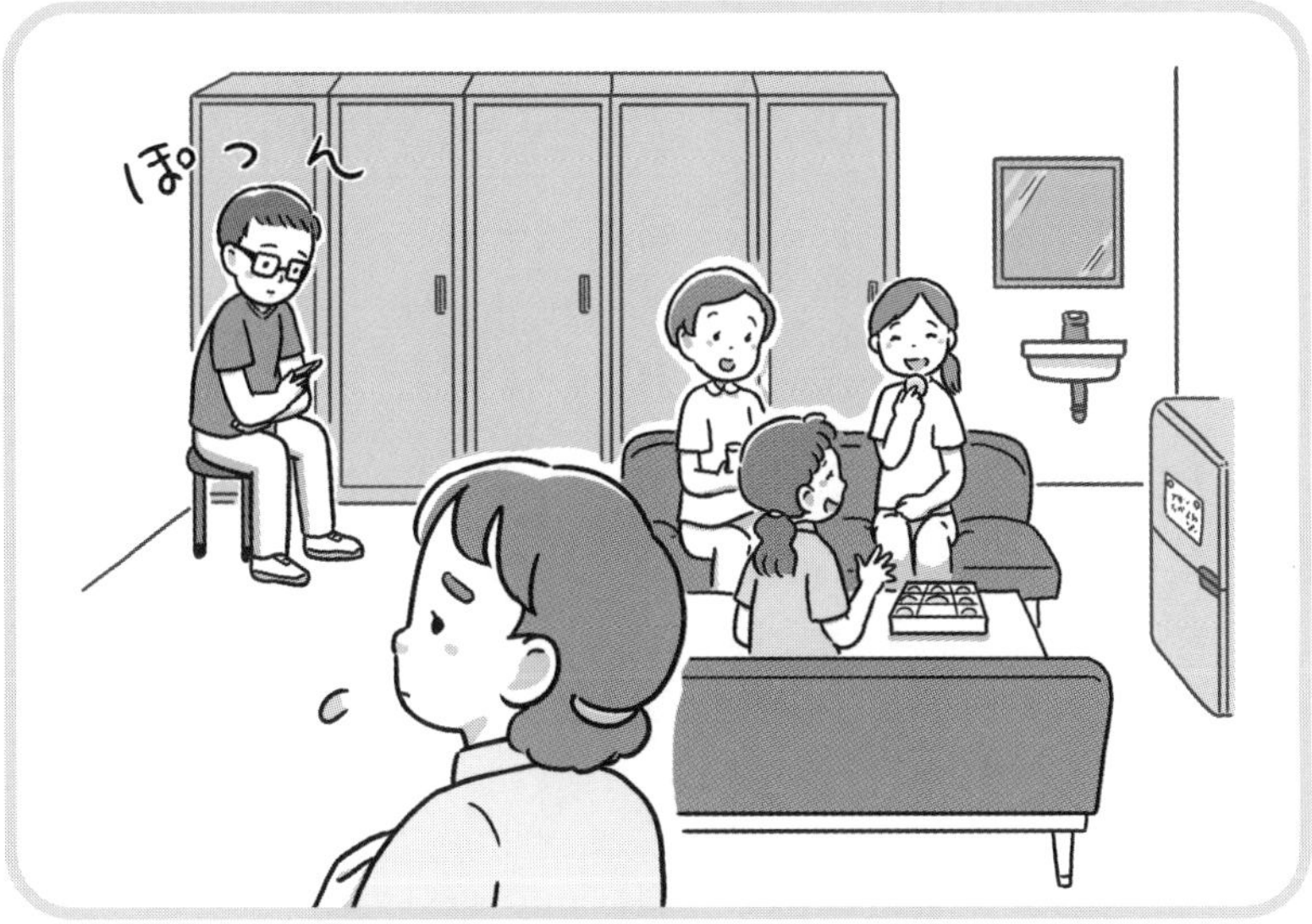

看護師長はまたも注意したのですが、Kさんは「はあ」と言うだけで反省している様子がありません。

★ワンポイント解説

発達障害の特性がある人の中には、新人教育で「報告・連絡・相談（報連相）」は学んできているため、仕事をしていく上で報連相は大切だとわかっているにもかかわらず、**「自分がわかっていることは、ほかの人も知っているはず」と思い込んでいる**ことがあります。

Kさんの場合も、あまり自分のことを語ら

ないため、このような思考であることが表面化しないまま過ぎてきたのでしょう。このため、Kさんにしてみたら「ぼくがわかっているのだから、みんなもわかっているはずなのに、なんでぼくだけ怒られるんだろう?」と思っているかもしれません。こうした**「認知のゆがみ」**が起こっている可能性があります。

★具体的な対応例

まず、自分がわかっていても、ほかの人には伝わってないことがあることを、看護師長はKさんに伝え、再度、報連相を徹底させましょう。

次に、Kさんから報告があった場合は、しっかり褒めてあげてください。発達障害の特性がある人の場合、**「報告が気持ちよいものだ」と頭にインプットされれば、進んで報告に来てくれる**ことがあります。

逆に「報告に意味がない」と思うと、その後の改善が難しくなるため、**よい行動をしたときに褒める**ことが大切です。

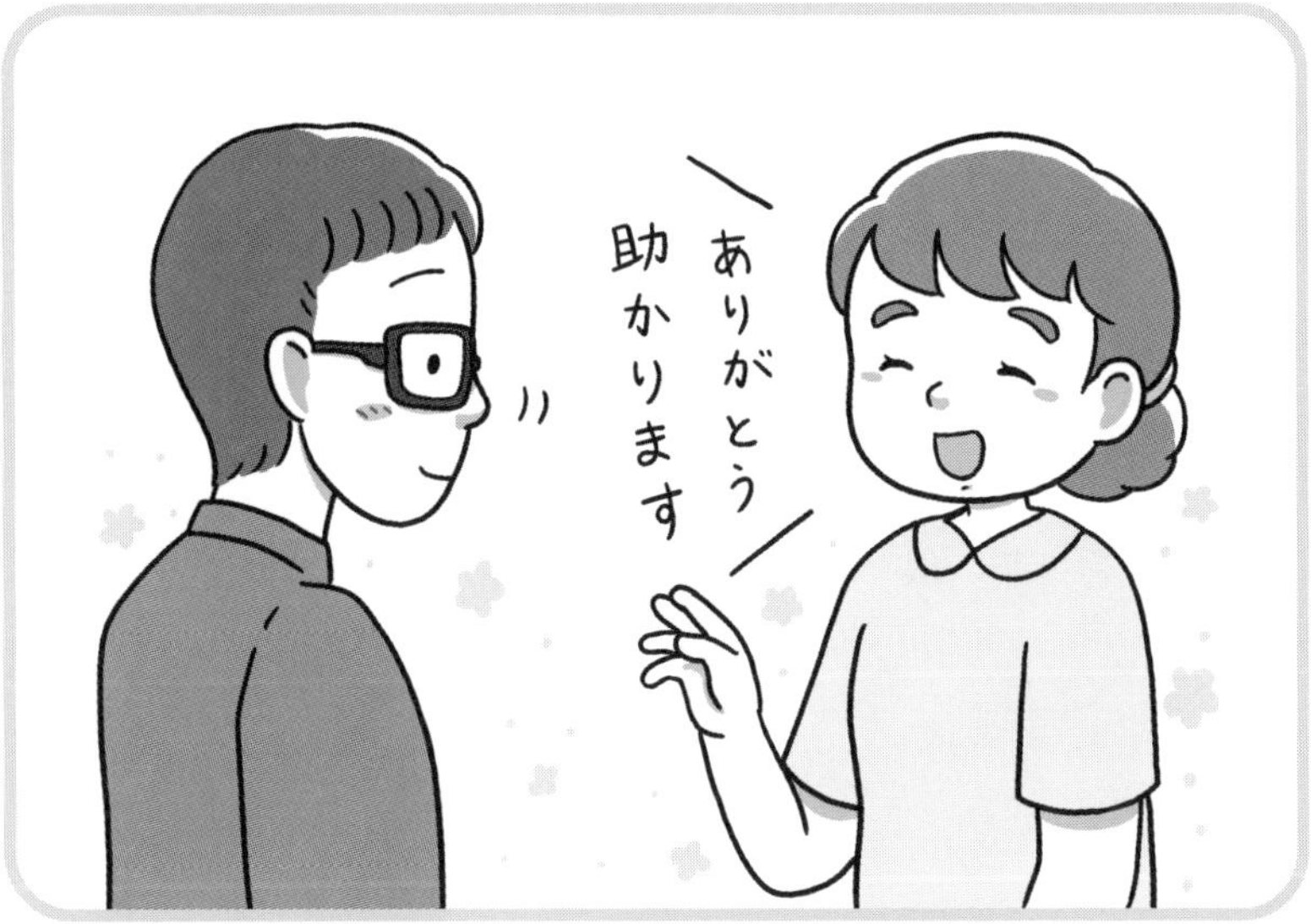

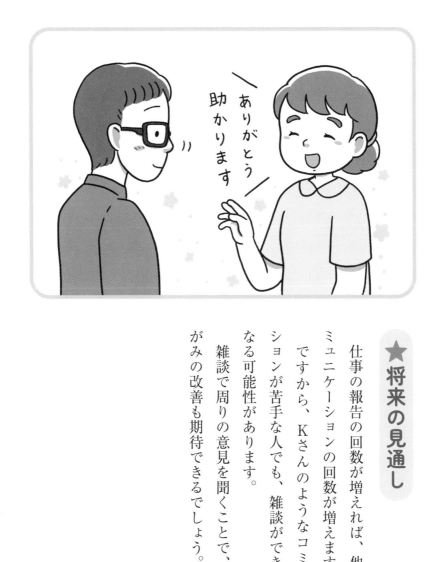

★将来の見通し

仕事の報告の回数が増えれば、他者とのコミュニケーションの回数が増えます。

ですから、Kさんのようなコミュニケーションが苦手な人でも、雑談ができるようになる可能性があります。

雑談で周りの意見を聞くことで、認知のゆがみの改善も期待できるでしょう。

コラム

「報告・連絡・相談」を徹底させるには？

新人研修の際、医療現場では患者さんの命を預かっているため、小さなヒヤリハット（事故に直結してもおかしくない、一歩手前の出来事）でもすぐに報告して指示を仰ぐように、看護師は指導されたはずです。

それにもかかわらず、Kさんのように「報告・連絡・相談（報連相）」をしなくなる人もいます。

発達障害のグレーゾーンの場合は、**自分自身で独自のマニュアルを作っている**ことがあります。この「自分マニュアル」では、1年目だと報連相が最高位に位置付けられていたものの、2年目になると位置付けを勝手に下げてしまった可能性があります。

また、患者さんの中には、入院中に転倒してケガをしても「大丈夫です」と看護師に言う場合があります。グレーゾーンの看護師だと、**遠慮の言葉を真に受けて、報連相を怠る**ことも考えられます。

そんなグレーゾーンの人への対応としては、患者さんの言動はどうであれ、「起こった事象（今回の場合は転倒）に対して報連相は最高位である」と、自分マニュアルに上書きさせることが必要だと考えます。

もちろん、報連相ができない点については、看護管理者が厳しく注意することは大切ではありますが、当の本人の中でどんな自分マニュアルが作られているのかもチェックする必要があると考えます。

12 一人前ではないのにリーダーを希望

学生時代から忘れ物が多く、よく先生から注意されていたLさん。看護師になった今は、病棟で申し送りを聞きながらメモするのですが、スピードが速くてついていけず、半分程度しかメモできないことが数年続いていました。

患者さんの処置のために病室へ行く際も、持参するものを先にチェックしません。足りないものがあるとバタバタと走って戻ってくることが多く、先輩看護師が毎回「落ち着いて行動してください」と注意しますが、直りませんでした。

しかし、プライドだけは高く、同期が日勤リーダーをすることになると、「私はいつから日勤リーダーをさせてもらえますか?」と看護師長に言ってきました。

そこで、看護師長が「申し送りを全部メモして、忘れ物をせずに病室へ行き、一人前に処置ができるようになってからですよ」と伝えたところ、Lさんは「私はできています」

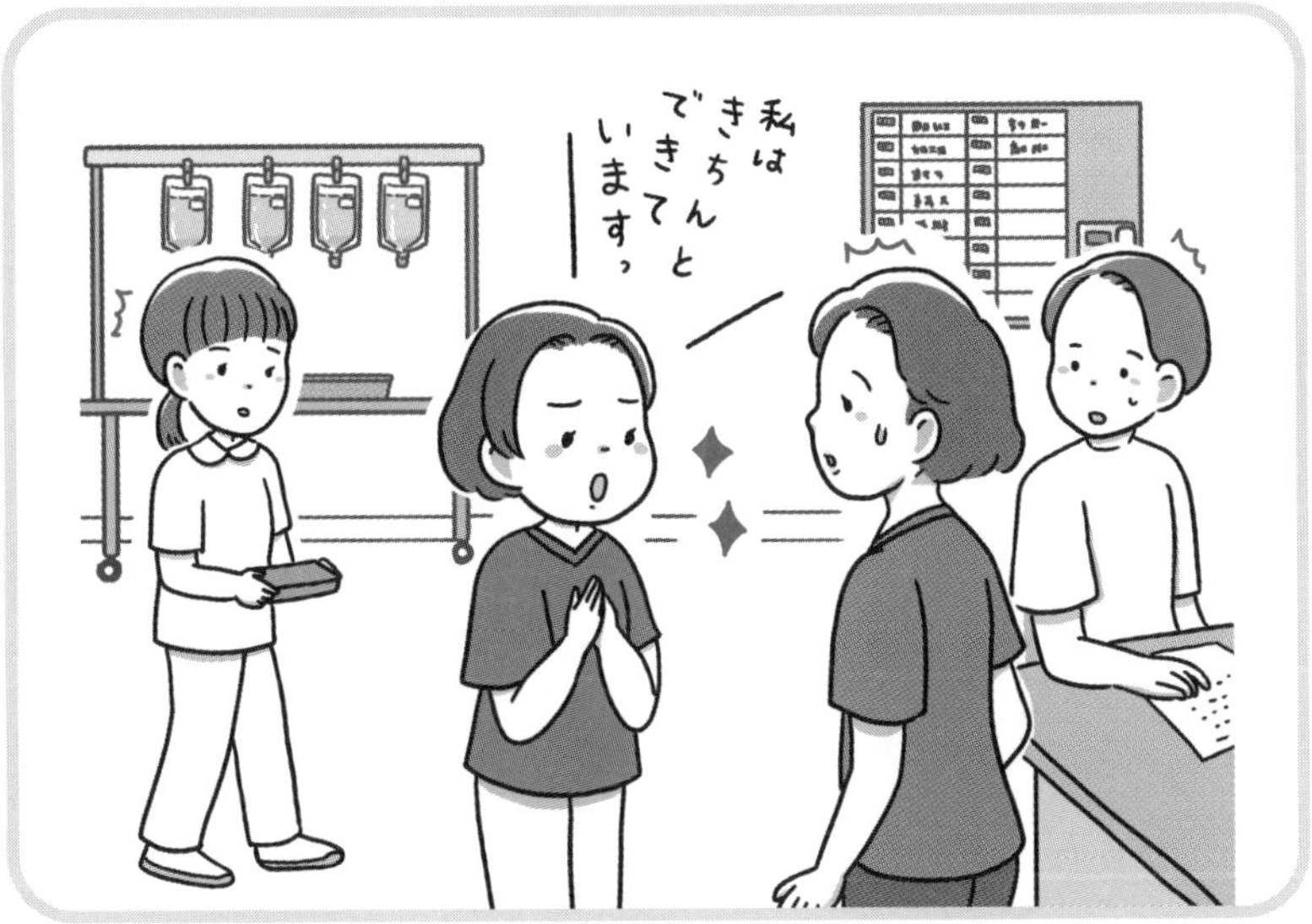

と主張するので、周りの看護師も驚いてしまいました。

★ワンポイント解説

数年たっても申し送りの内容を全部記録できなかったり、落ち着きがなく仕事の効率が悪かったりして、周囲が困っているケースです。行動面の特徴を見ると注意欠如・多動性障害（ＡＤＨＤ）の傾向があるかもしれません。

同期が日勤リーダーに進んだことをＬさんは知り、一人前の仕事ができないことは棚に上げ、早く自分も日勤リーダーに進みたいと訴えています。

Lさんの問題は、一人前の仕事ができないにもかかわらず、その自覚がなく、しかもプライドが高いところです。

★具体的な対応例

本来であれば、ADHDの傾向があるため、ある程度は合理的配慮が必要な事例かとは思いますが、謙虚さがないため、周囲としては配慮する気になれないかもしれません。

この場合は、逆にLさんを成長させるチャンスと考え、次の2つを日勤リーダー昇格の条件として提示しましょう。

❶ 申し送りが全部メモできるようになること

❷ 忘れ物をせずに病室へ行き、きちんと一人で処置ができること

評価は、看護師長がチェックリストで行うことをあらかじめ伝えます。Lさんには日勤

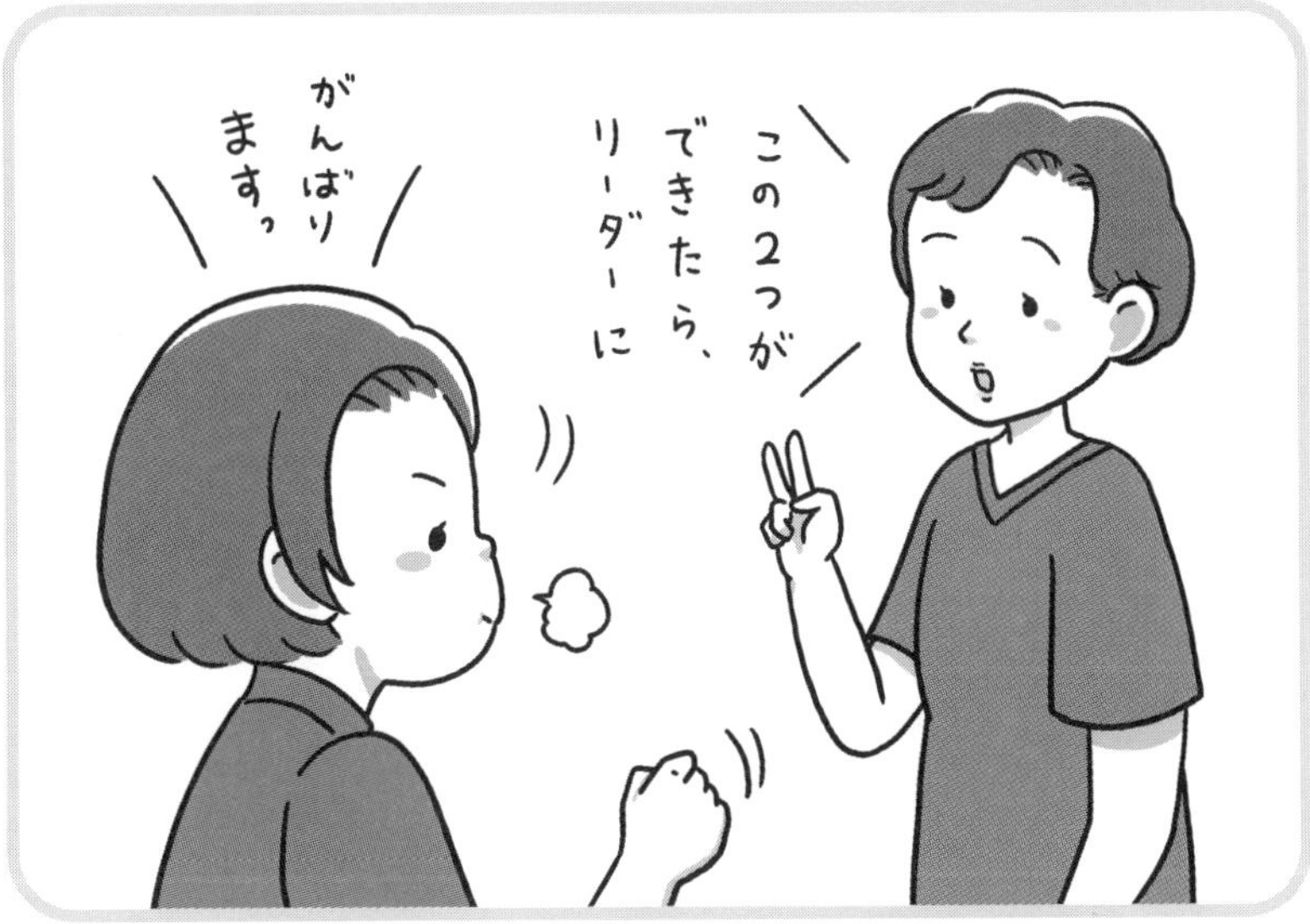
この2つができたら、リーダーに
がんばりますっ

リーダー昇格という動機付けがあるため、これまでとは取り組み方が変化する可能性があります。

★将来の見通し

「日勤リーダー昇格」という明確な目標と、「そのためには看護師長のチェックをクリアしなければいけない」というわかりやすい評価基準があることで、Lさんは真摯《しんし》に仕事に取り組む可能性があります。

新人の頃は失敗が多かった人でも、中堅になる頃から実力を発揮し、管理職になったケースもあります。

13 1日で記憶がリセットされてしまう

20代女性のMさんは、今年入職した新人です。どこか落ち着きがなく、申し送りをうわの空で聞いているところがあり、周囲からは心配の声が上がっています。

先日、プリセプターから病棟で使う医療機器の使い方を教わっていたMさんは、しっかりとメモを取りながら、話を聞いていました。

次にMさんにやってもらうと、なんとかメモを見ながら手順を思い出し、医療機器をうまく操作することができました。

次の日、プリセプターがMさんに「昨日と同じようにやってみて」と言うと、「できません」と答えが返ってきました。「昨日メモしたものを見ていいから、やってみて」と促しますが、Mさんはメモを見ても再現が困難な状況です。

なぜ昨日できたことができなくなったのでしょうか。

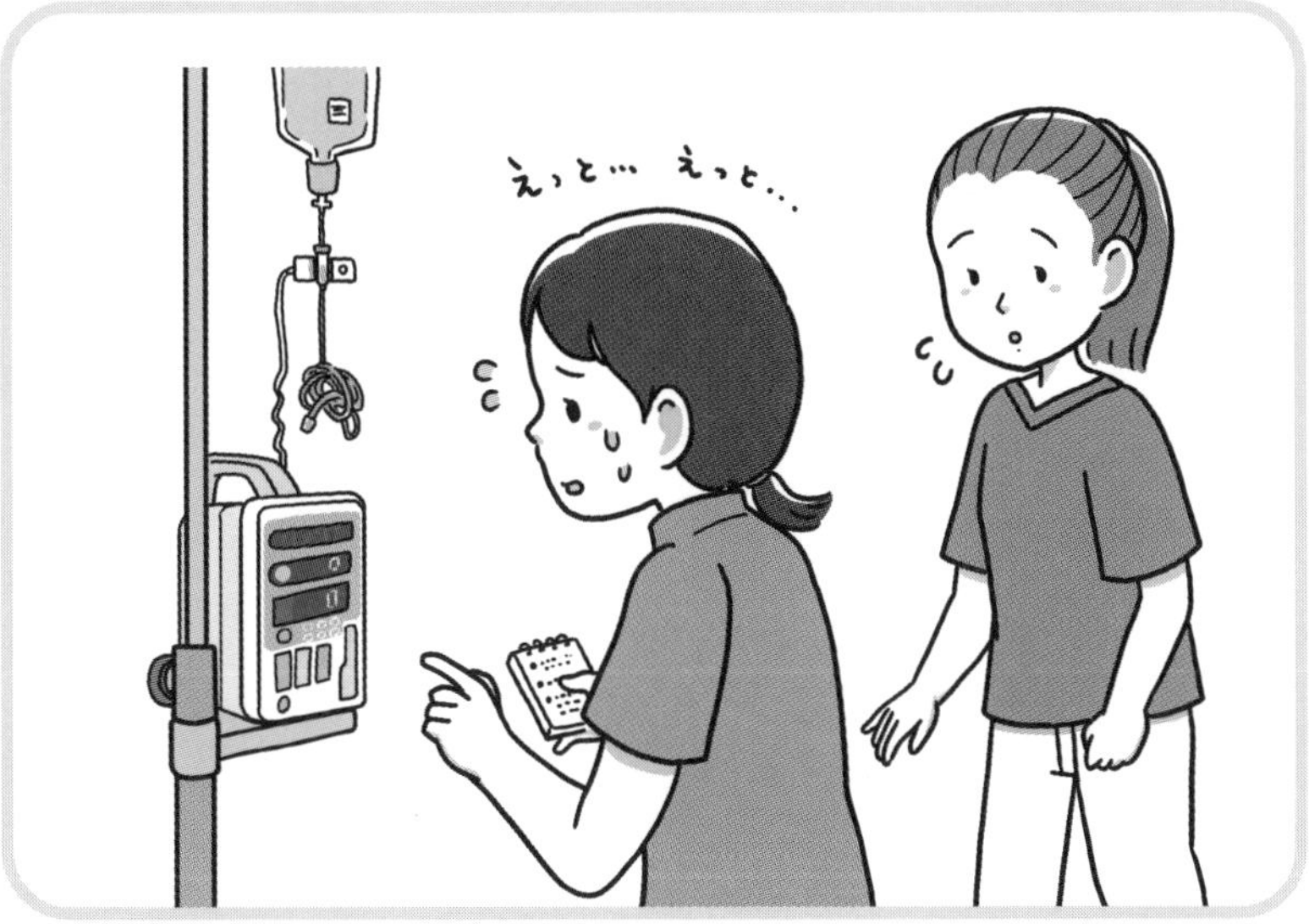

★ワンポイント解説

メモを見ながら再現することは容易に思えますが、Mさんにとっては、昨日のメモと医療機器の使い方の手順がうまくつながらないようで、メモを見ても医療機器を動かせません。ワーキングメモリ（119ページ参照）が機能しにくいために、記憶や再現がうまくいかないのでしょう。

★具体的な対応例

対応としては、スマホの動画が有効です。医療機器を操作しているところを動画に撮り、次の日にその動画を見ながら再現してもらうと、うまくいくことがあります。動画を手掛かりにしながら、メモを組み合わせるやり方で、昨日の記憶を引き出すことができればよいと思います。

★将来の見通し

近年、職場において障害者への合理的配慮が浸透しつつあります。グレーゾーンの人に対しても、個別のニーズがあれば、その人に合ったやり方で弱点を補強してあげると、これまでできなかったことができるようになる可能性があります。

一つのツールとして、スマホの動画機能は手軽に使えて有効なことがあるので、試してみてください。

132ページでも、ワーキングメモリの容量が小さい場合の対策を紹介しています。

コラム

スマホの動画機能を活用しよう

第2章の事例でもスマホを使った対応を紹介しましたが、便利なグッズや機能を活用するのは〝困った〟の軽減に役立ちます。

新型コロナウイルス感染症が蔓延《まんえん》したコロナ禍では、学校の授業がオンラインになったために手技の練習が十分できなかった側面もあるのではないでしょうか。そのまま学校を卒業して入職したために、採血などを苦手とするケースもあると聞きました。

発達障害の特性があると自分を客観的に見ることが苦手なので、採血などでどの部分で不手際が起こっているかの評価が、自分ではできていないのかもしれません。

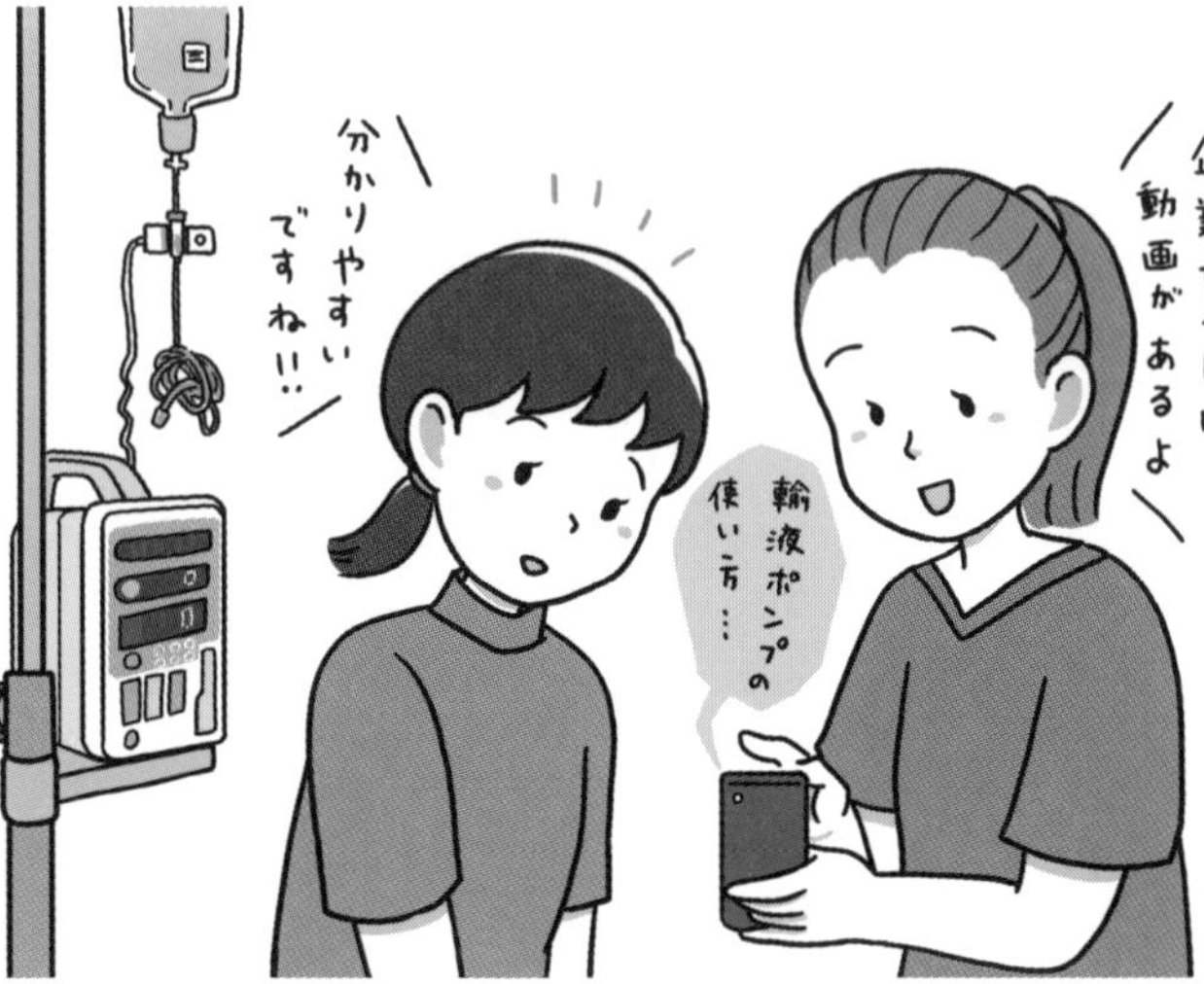
企業サイトに動画があるよ
輸液ポンプの使い方…
分かりやすいですね!!

このような場合も採血をしているところを撮影し、先輩看護師と一緒に手際がよくない箇所を見つけ、どうしたら成功するかを本人に考えてもらうと、改善する可能性があります。

補助具をうまく使いながら、発達障害の特性がある人の成長につなげることで、教える人と教わる人のお互いのストレスが軽減するでしょう。

第4章

精神障害および
メンタルヘルス
不調への対応策

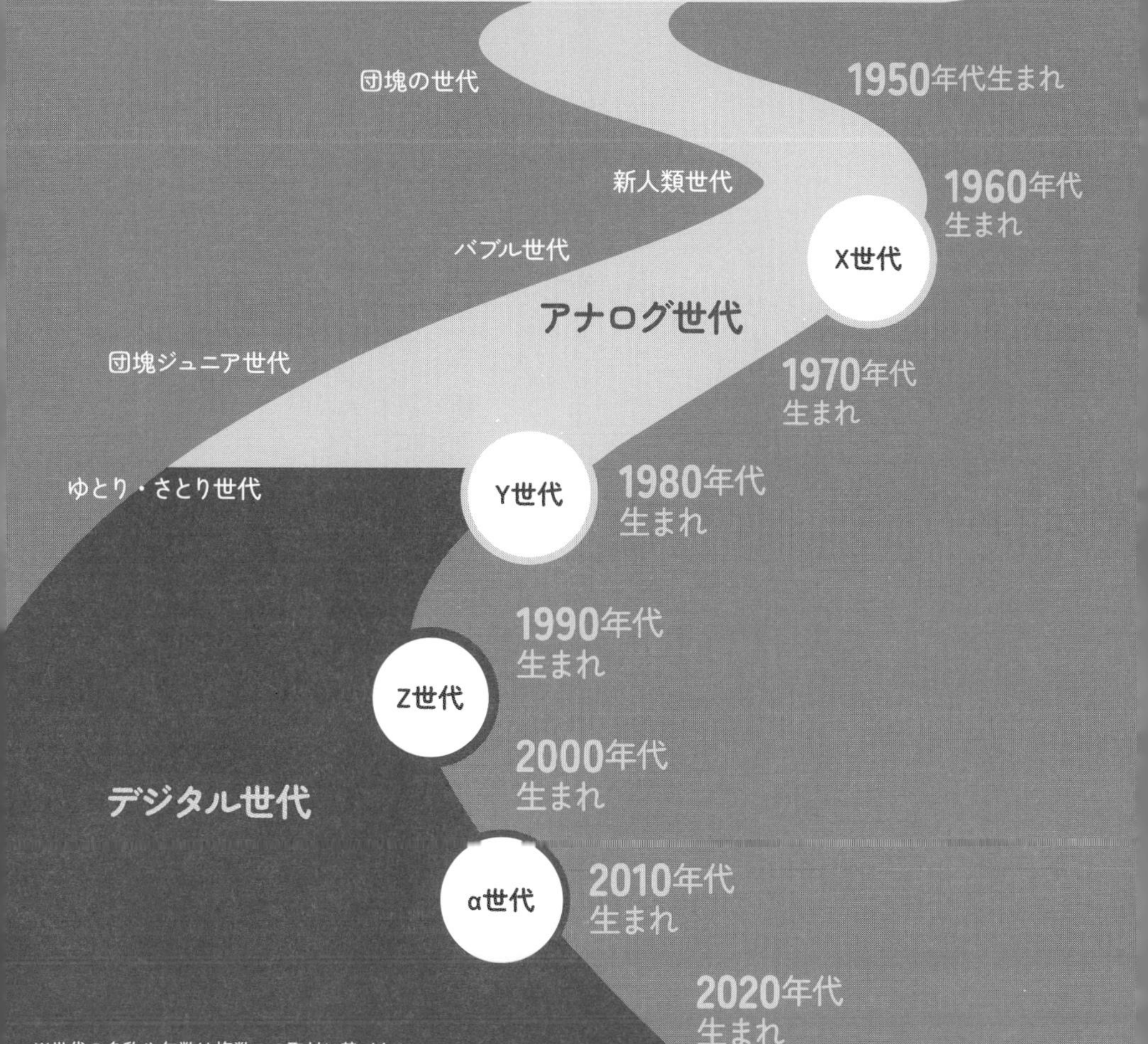

※世代の名称や年数は複数への取材に基づく

★フォローが長期化することも

近年では、学生や新人が学校・職場になじめずメンタル不調になる場合と、116ページで紹介したカサンドラ症候群のように、ベテランが指導に悩んでメンタル不調になる場合があります。学校や職場で対応に困るケースとして、精神障害およびメンタルヘルス不調の人への対応があると思います。

症状が長く続くと、休学や休職となることがあり、フォローが長期化します。加えて、近年はパーソナリティの問題から学校や職場に適応しづらい人が増えているような気がします。

それらの人も踏まえ、学校や職場への適応支援のヒントを考えていきましょう。

ここでまず、代表的な精神障害およびメンタルヘルス不調について解説しておきます。

○うつ病

うつ病は、気分障害の一つです。「一日中気分が落ち込んでいる」「何をしても楽しめない」といった精神症状とともに、眠れない、食欲がない、疲れやすいといった身体症状が現れ、日常生活に大きな支障が生じている場合、うつ病の可能性があります。

うつ病は、精神的ストレスや身体的ストレスなどを背景に、脳がうまく働かなくなっている状態と考えられ、**ものの見方や考え方が否定的になりやすい**ところがあります。また、気分が落ち込むような明らかな原因が思い当たらなかったり、原因と思われる問題を解決しても気分が回復せず、日常生活に大きな支障が生じたりすることもあります。

さらに、物事の捉え方が否定的となり、普段なら乗り越えられる問題でも実際よりもつらく感じてしまったり、イライラや焦りが出現して「死んでしまいたいほどのつらい気持ち」が現れたりすることもあります。

○適応障害

適応障害は、**強いストレスによって、日常生活を送ることが困難になるほどの「こころの不調」が現れる病気**で、うつ病の手前の状態ともいわれています。

こころの不調には、憂うつな気分で落ち込む、不安感で神経質になる、気持ちが焦るなどがあります。行動面に影響が出ると、涙もろくなることもあります。

特徴は、**ストレスとなる出来事が明らかなことです。**もし抑うつ状態が長期間続いているようであれば、うつ病などの可能性もあります。原因となるストレスからうまく離れることが、改善・回復のポイントです。

ストレスを感じる原因で多いのは、学校や職場、家庭内での人間関係です。結婚や昇進など、客観的には好ましい出来事もストレスの原因になります。治療で重要なのは、環境を調整すること、そして、ストレスを減らした状態に適応できるようにすることです。

例えば、パワーハラスメントを受けていたり、職場になじめなかったりするようならば、部署や人の配置を変えてもらうなど、環境を変える方法（環境調整）を考えるのも一つの手段です。

○強迫性障害

強迫性障害は、「ドアに鍵をかけたか」「ガスの消し忘れはないか」といった、誰もが不安になることが過度になって頭から離れず、何度確認しても安心できなくなり、日常生活に影響が出ることを指します。例えば、家のドアの鍵の閉め忘れが気になり、出勤できなくなるようなことが起こります。

何度もしつこく確認するなど、意志に反して頭に浮かんでしまって払いのけられない考えを「強迫観念」、不潔に思い過剰に手を洗うなどを「強迫行為」といいます。

○パニック障害

パニック障害は、強い恐怖や不快感の高まりが突然生じて、動悸、息苦しさ、吐き気、ふるえ、めまい、発汗などのパニック発作を繰り返す病気です。原因がないにもかかわらず、突然生命の危機に陥るような強い恐怖を感じるため、発作を避けようとして外出が困難になるなど、日常生活に支障を来すケースもあります。

また、パニック発作がいつ起こるかわからない不安や、ずっと改善しないのではないかといった不安が継続することもあります。多くは成人前後に発症しますが、女性のほうがなりやすい病気であるとされています。

○社交不安障害（ＳＡＤ＝social anxiety disorder）

社交不安障害は、**人と話すことや人が多くいる場所に強い苦痛を感じる不安障害の一種**です。その苦痛は、本人の努力不足や性格によって引き起こされるわけではありません。職場では、プレゼンテーションや大勢の人が集まる場、人目に触れる場での飲食が苦手です。他人の視線を感じると強い恐怖・不安を感じ、手の震え・赤面・発汗・動悸などの症状が現れます。

また、そのような場面を極力回避するなどの行動も見られます。

○起立性調節障害

起立性調節障害は、**朝なかなか起きられず、起き上がったとしても気分が悪くなったり頭痛がしたりする**ため、学校や仕事を休むことが多くなります。

自律神経に不調を来し、起床する際に脳や体への血流が低下すると、起立性調節障害が起こる場合があるといわれています。自律神経の働きがうまくいかず、寝た状態から起き上がる際に循環を適切にコントロールできなくなると、血流が脳に届いて活動できる状態になるまでに時間がかかってしまい、午前中を中心に立ちくらみ、倦怠感《けんたいかん》、頭痛などさまざまな症状が現れます。

そのほかにも、さまざまな因子が重なって起こる病気とされています。原因としては、日常の活動量低下、水分の摂取不足、睡眠と覚醒のバランスの崩れ、心理的ストレスなどが挙げられます。

本人は、学校や仕事に行く気持ちがあるにもかかわらず、体がついていかず苦しんでいることも多いため、周囲の理解が必要です。

○ＨＳＰ（Highly Sensitive Person：非常に敏感な人）

ＨＳＰとは、心理学者のエレイン・Ｎ・アーロン博士によって提唱された概念で、「**生まれつき環境や人々の感情に敏感に反応する人たち**」を指します。

特になじみのない環境では、ほかの人が感じないほどの些細な刺激でも神経が高ぶる傾向があり、神経系の興奮が長引き、疲れやすくなります。HSPと想定される人は、全人口の15～20%と推定されています。

HSPは生まれながらに持った気質といわれています。個人差が大きいといわれますが、共通する特性として「周囲の些細な変化に気づきやすい」「小さな刺激に敏感に反応する」「情報を深く処理する傾向がある」などが挙げられます。

本人がHSPの特性を理解することが大事で、環境からの刺激を上手に和らげるため、音の強さに対しては耳栓をしたり、睡眠の質が悪いと刺激により敏感になってしまうので、睡眠の質を高めたりするように周りは伝えましょう。**敏感さと上手に付き合ってもらうために は、少しでも緊張しにくい状況に置く**ことも大切になります。

1 ベテランに愚痴を聞かされ続け休職

20代女性のAさんは従順な性格です。病棟では、いつも周囲の顔色をうかがいながら仕事をするため、1日が終わると、どっと疲れが出ます。

同じ病棟にいる50代のベテラン看護師は、あまり仕事をやりたがりません。看護師長が彼女を注意すると、不機嫌になって周囲に八つ当たりをするため、同僚はなるべく近づかないようにしていました。そのせいか、従順なAさんがターゲットになり、ベテラン看護師が看護師長から注意された後は必ず、「なんで私ばかり怒られんといけんのよ」「○○さんだってさぼるばかりしているのに、割が合わんわ」と、長時間愚痴を聞かされました。

最近、表情がさえないAさんに看護主任が声をかけると、「大丈夫です」という返事だったので、様子を見ていました。

ところが、突然仕事を休みだし、Aさんは「適応障害」の診断書を持ってきて休職になりました。

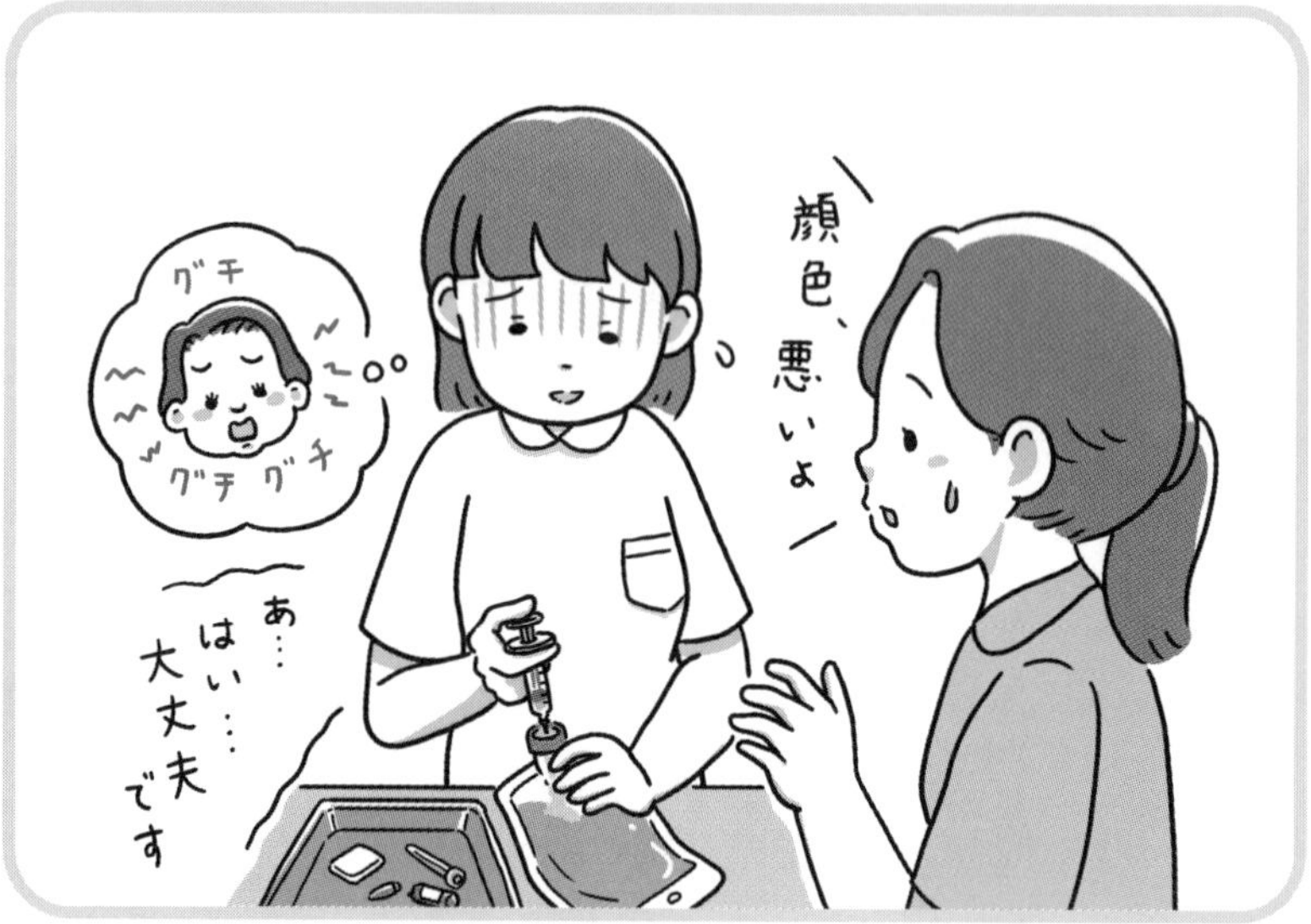

★ワンポイント解説

Aさんは従順な性格のため、愚痴っぽいベテラン看護師の言うことでも一所懸命聞かなければいけないと思って、聞いてあげていたようです。

このように、苦手な人と長時間一緒にいたり、聞きたくない話を延々と聞かされたりする時間は、「曝露《ばくろ》（被曝《ひばく》）」している状態と考えます。つまり、被曝した状態が長く続いて、体が疲弊してしまい、心身にストレス反応が出現し、その末に適応障害となって休職に至ったと思われます。

それでは、なぜAさんは看護主任の声かけに対し、つらさを伝えず「大丈夫です」と答えたのでしょうか。

メンタルヘルスの考え方では、メンタルヘルス不調への移行期において、**精神疾患に罹患する直前では思考が混乱する**とされ、その時期には**自分の状態が正確に表現できなくなります。**

このためAさんも、自分の調子がよいのか悪いのかがわからなくなり、とりあえず「大丈夫です」と答えたと想像します。

★具体的な対応例

適応障害は、ストレス性の疾患といわれています。適応障害に罹患した場合、**早急にストレッサー（ストレス要因：今回の場合は、愚痴っぽいベテラン看護師）**から遠ざけることがよいと考えます。

このため、Aさんが休職して、愚痴の多いベテラン看護師との接触機会をなくすことは有効だと考えます。とりあえずゆっくり休養してもらいましょう。

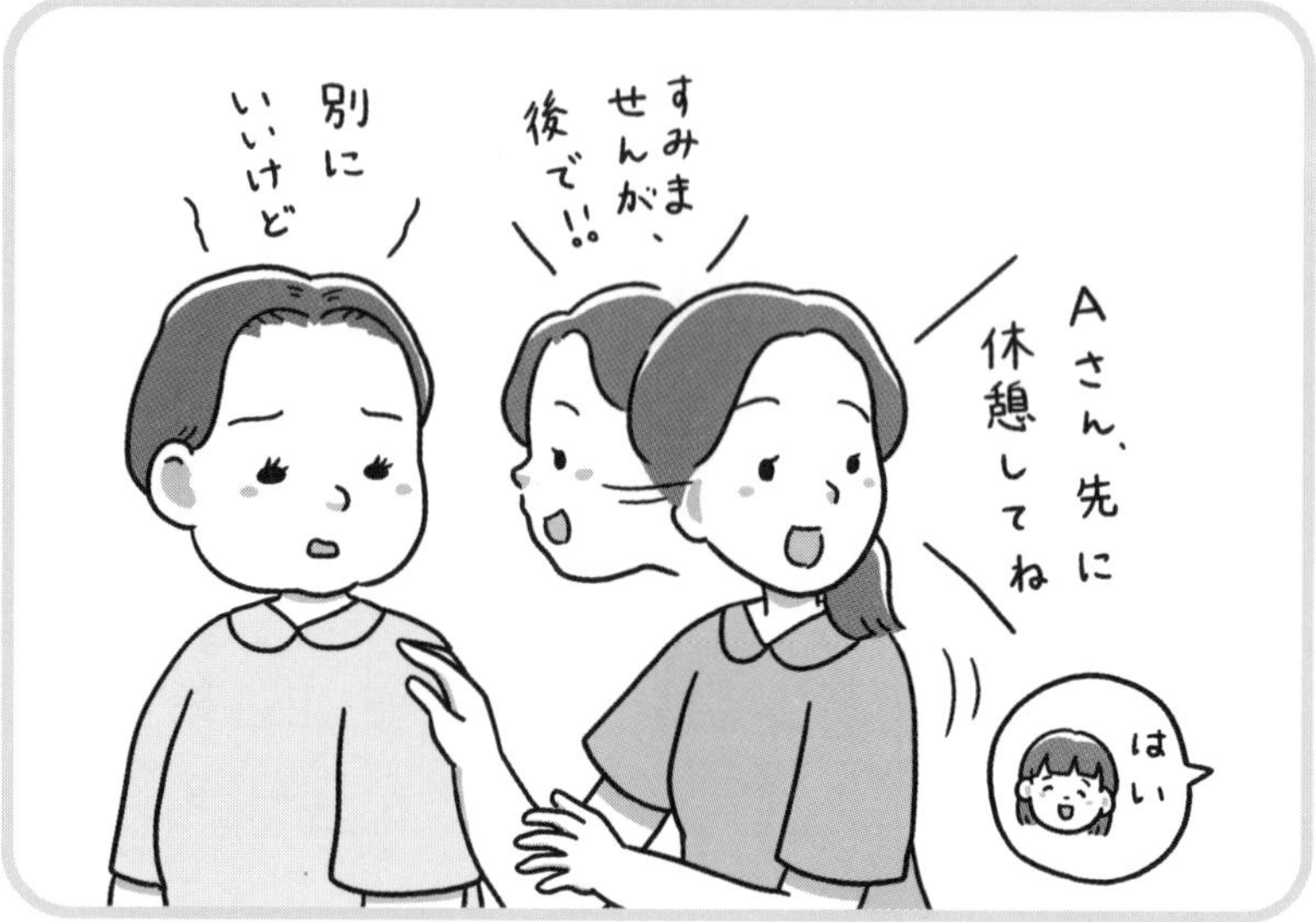
Aさん、先に休憩してね
はい
すみませんが、後で!!
別にいいけど

★将来の見通し

Aさんの治療が進み、十分に体調を取り戻して、主治医の復職可能の診断書が出た際には、病棟での受け入れを検討していきましょう。

これまでの復職の考え方では、現職復帰が原則でした。理由は、復職場所を休職前の病棟から変更すると、新たな人間関係を築かなければいけなくなるためです。そちらのほうがより負担が大きくなるだろうと考えられていました。

しかし近年では、パワハラを受けて休職し

た場合を含め、ストレッサーが明確な場合は、ストレッサーがいない別の病棟に異動して復職したほうが、ストレスが少ないこともあるとされています。

こうしたことから、復職場所については、本人と相談しながら柔軟に考えてもよいと思います。

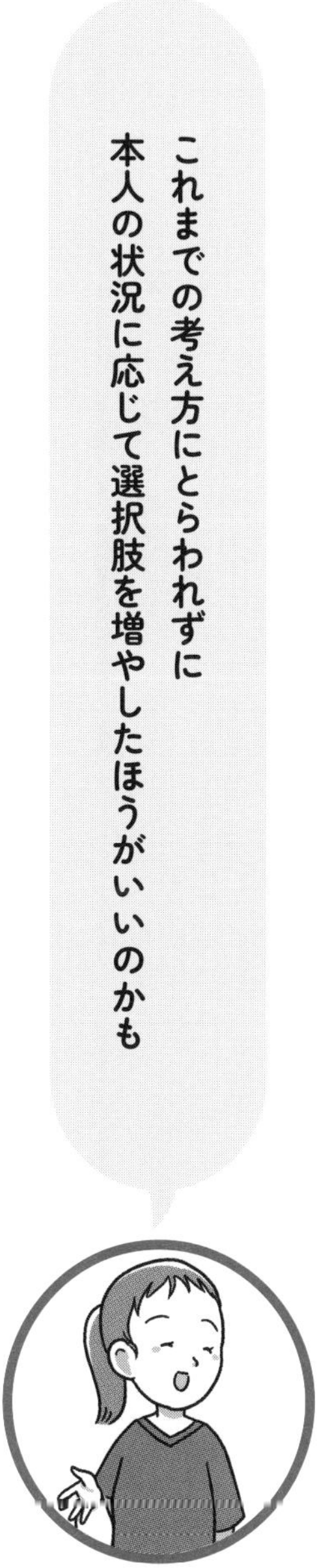
これまでの考え方にとらわれずに
本人の状況に応じて選択肢を増やしたほうがいいのかも

2 長く休職した後で、すぐに再休職

今年入職したBさんは、学生時代はクラス委員をやるなど、自分でアイデアを出して前向きにチャレンジすることを得意としてきました。

配属された病棟には、ちょっと神経質なプリセプター（先輩看護師）がいて、「細かいことをチェックされるのが、少し嫌だ」と感じていましたが、新人の間は仕方がないと思って我慢してきました。

しかしそのプリセプターは、いつまでたっても重箱の隅を突くような指摘を続け、「○○ができてないでしょ」「△△はもうやったの」と小姑のようにBさんの仕事の内容を細かくチェックします。

そのうち、Bさんは監視されている気持ちになり、食欲が落ち、夜眠れなくなってきました。このままではいけないと思い、心療内科を受診すると「適応障害」と診断され、休

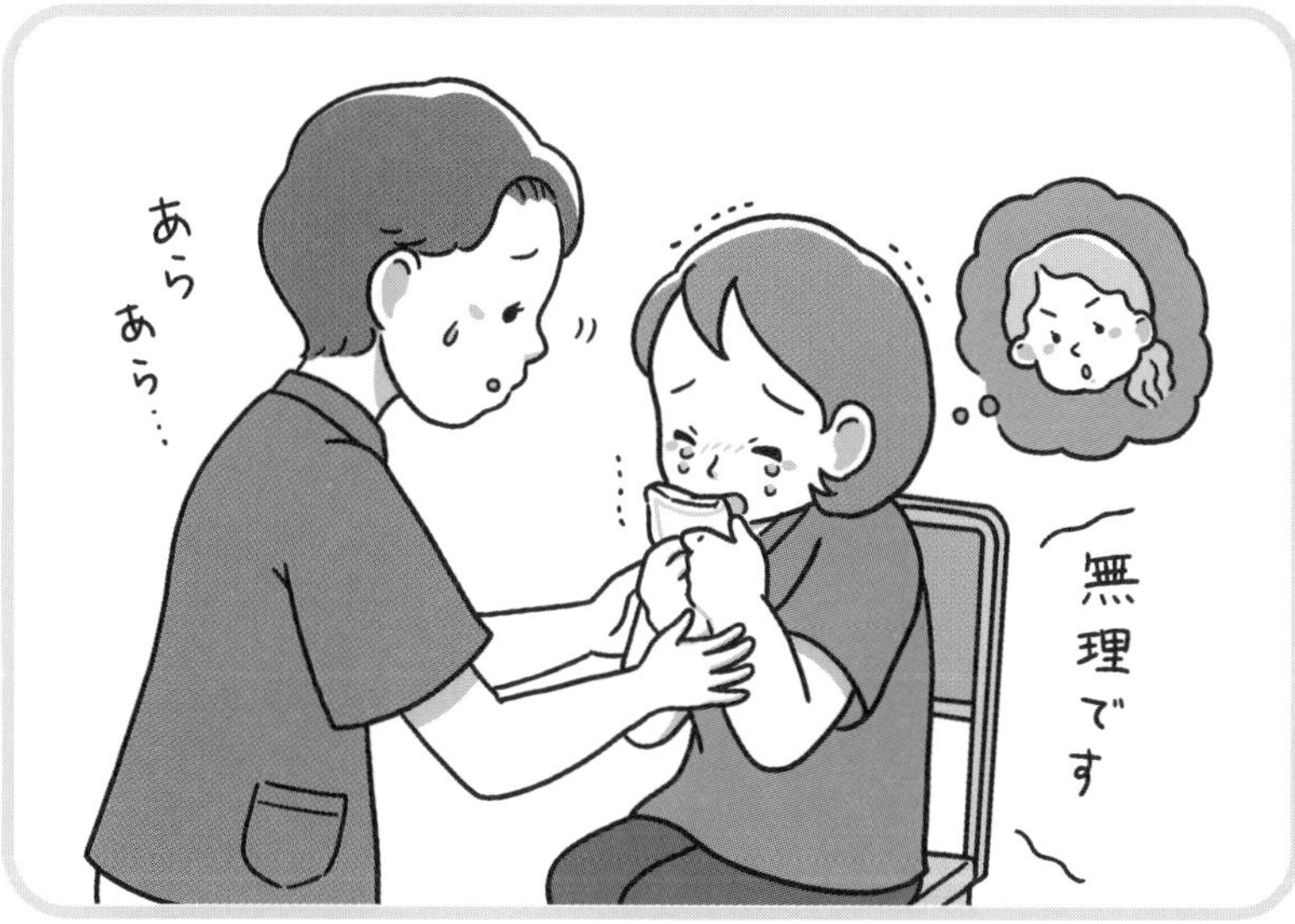

職することになりました。

職場から離れ、「プリセプターから細かいことを言われない生活は、とても楽だ」と感じました。睡眠も回復し、食欲も出てきたため、主治医より復職の話が出てきました。「またプリセプターの顔を見なければいけないのは嫌だな」と思いましたが、いつまでも休職しているわけにはいかないので、復職に同意しました。

復職した初日に、たまたまプリセプターと廊下で会い、声をかけられてしまいました。Bさんは体が固まり、急に涙が止まらなくなったため、まだ復職が無理なことを看護師長に伝えて帰宅しました。

★ワンポイント解説

適応障害は、過剰なストレスからメンタルヘルス不調に陥っている状態と考えられています。不眠や抑うつ気分が出現しますが、ストレッサー（今回の場合は、ちょっと神経質なプリセプター）から離れると改善傾向に転じる場合があります。主には職場環境への不適応が原因となることが多いのですが、個人差があります。

復職の時期ですが、エネルギーが回復し、日常生活リズムが改善したと主治医が判断したら、「復職可」の診断書が出て、**復職リハビリ**に進むケースがほとんどです。病院によっては、**休職中の復職リハビリプログラム（職場復帰プログラム）として、半日病院で過ごすなどの〝お試し出勤〟をする**ところもあります。

復職リハビリがうまくいき、パフォーマンスが80％程度回復していることが確認できると、産業医と職場が具体的な復職場所と復職日を決め、実際の復職となります。

★具体的な対応例

Bさんの病院では、復職リハビリプログラムがなかったため、主治医が日常生活リズムの改善を確認し、「復職可」の診断書が出た時点で復職を受け入れることを決めました。

Bさんとしては、心の準備をしていたつもりでしたが、偶然プリセプターと会ってしまい、体が急な緊張反応を起こしてしまったようです。

この場合は、**復職が早かったと判断し、再休職して、立て直す必要がある**と思います。

★将来の見通し

適応障害の場合、ストレッサーから離れると緊張が緩み、症状が回復したと思いがちですが、復職して再度ストレッサーと接触すると、症状が再燃することがあります。

Bさんについても、同様のことが起こり、自己嫌悪によるショックを受けたようです。この自信をなくした状態からの回復には、時間がかかることがあります。

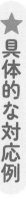

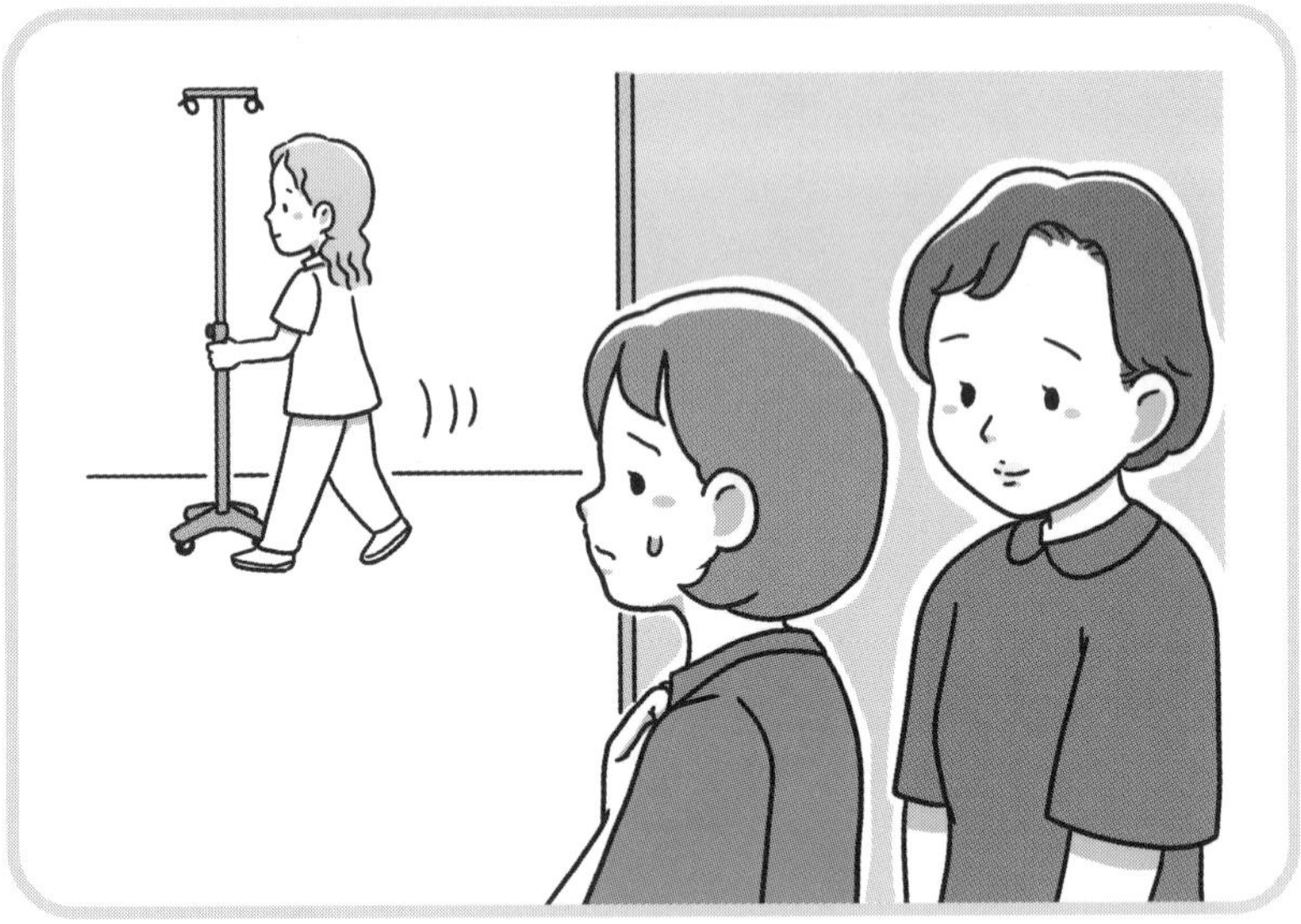

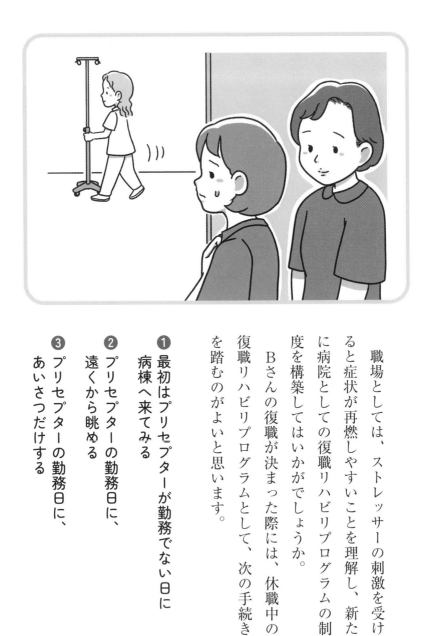

職場としては、ストレッサーの刺激を受けると症状が再燃しやすいことを理解し、新たに病院としての復職リハビリプログラムの制度を構築してはいかがでしょうか。

Bさんの復職が決まった際には、休職中の復職リハビリプログラムとして、次の手続きを踏むのがよいと思います。

❶最初はプリセプターが勤務でない日に病棟へ来てみる

❷プリセプターの勤務日に、遠くから眺める

❸プリセプターの勤務日に、あいさつだけする

このように、少しずつ心身が病棟およびプリセプターに慣れていく手続きを踏むほうがよいと思います。そして、Bさんの心身の反応が落ち着いた段階で復職をすれば、再休職が予防できる可能性があります。

また、１８７ページの事例のように、病棟を異動し、ストレッサーになるプリセプターがいない病棟に復職するほうが、Bさんの負担は少ないと思います。

復職の時期については
慎重に検討しなくちゃ……

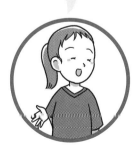

3 「こんな感じ」がわからず混乱

20代男性のCさんは真面目で、靴などはきちんとそろえておかなければ気が済まない性格でした。

小学生の頃はこだわりが強く、わからないことがあると「なんで、なんで」と母親に質問し、母親がわからなければ自分で図鑑などで納得いくまで調べるため、知識は豊富でした。高校では生物部の部長を務め、川の清掃活動で表彰されたこともあります。

看護学校では教科書や参考書を熱心に勉強し、先生から質問されると、教科書の何ページに書いてあるかがすぐわかりました。国家試験は優秀な成績で合格し、実習に行った病院へ就職しました。

4月に病棟に配属されました。病棟ではのびのび育てる方針で、看護師長から「こんな感じでやって」とか「最初はがんばり過ぎなくていいから」と言われました。しかし、C

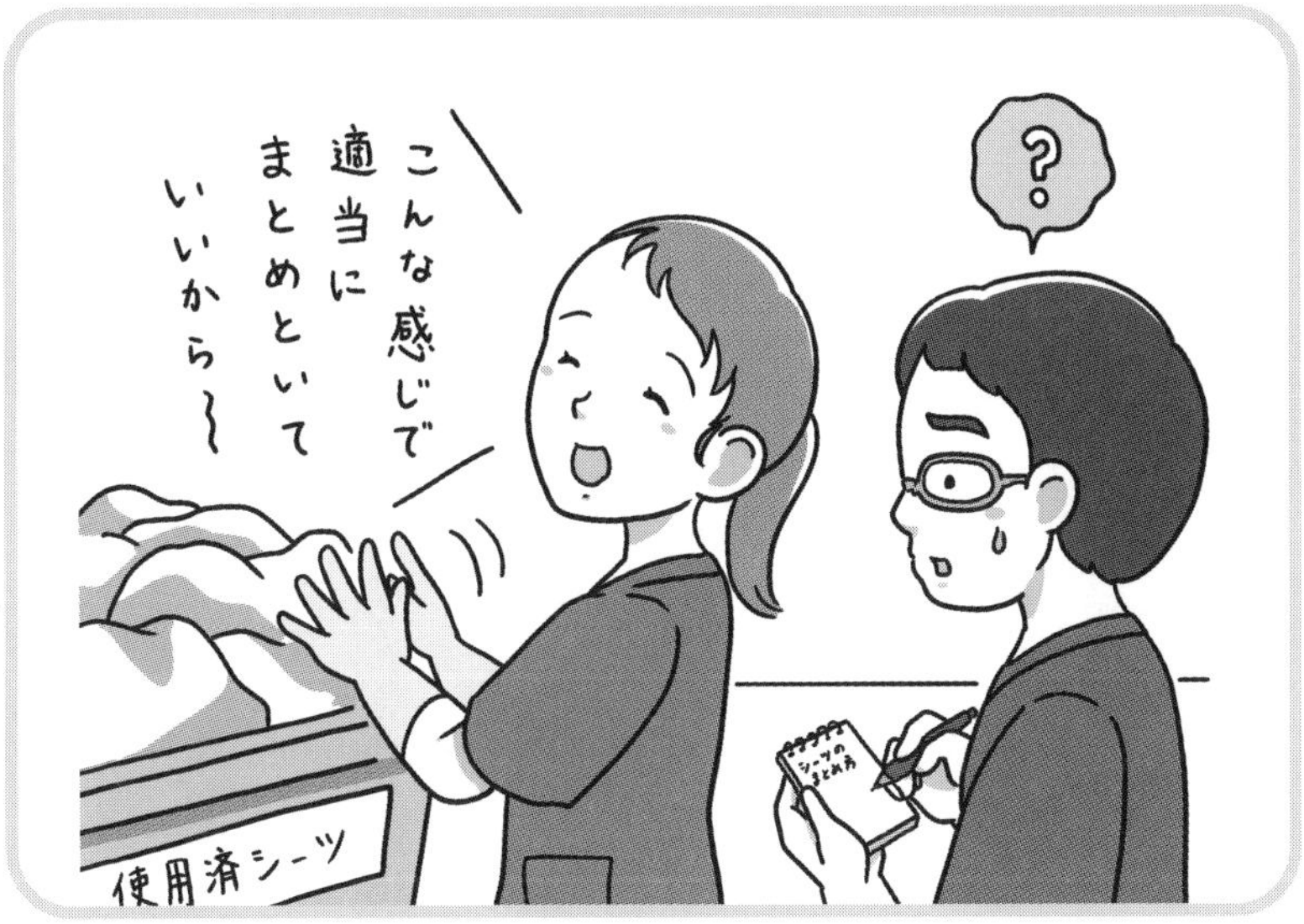
こんな感じで
適当に
まとめといて
いいから〜
?
使用済シーツ

さんは「こんな感じ」がどんな感じなのか、「がんばり過ぎない」とはどういうことかがわからず、頭が混乱してきました。家に帰って調べても適切な答えがどの本にも載ってなく、徐々に不眠になって、仕事に行けなくなってしまいました。心療内科を受診したら「適応障害」と診断され、休職してしまいました。

★ワンポイント解説

Cさんは、こだわりが強かったり、書籍を手掛かりに正解を導き出したりする点から、発達障害の特性があるかもしれません。学生時代はそれでよかったのですが、社会人になると、「こんな感じ」とか「がんばり過ぎない」といった、曖昧な表現が多くなり、どう対処したらよいかわからなくなって思考が混乱したようです。

心療内科を受診し、適応障害と診断されたわけですが、なぜこんなことで適応障害になるのか、疑問を抱かれた方がいるかもしれません。

Cさんの場合は、**いわゆる曖昧な環境に不適応を起こし、適応障害になった**と考えられます。もともと、曖昧なことが苦手で、きっちりとした性格でした。そのため、初めて曖昧な環境に身を置いたことで、どう対処したらよいかわからなくて混乱が起こった可能性があります。

★具体的な対応例

Cさんの場合は、適応障害（一次障害）の診断書が出て初めてメンタル不調に気づいたわけですが、ベースに発達障害の特性（二次障害）がある可能性があります。

表面的には適応障害が先ですが、実際には、一次障害を「発達障害の特性」と考え、二次障害を「適応障害」と考えることができます。つまり、発達障害の特性がベースにあり、

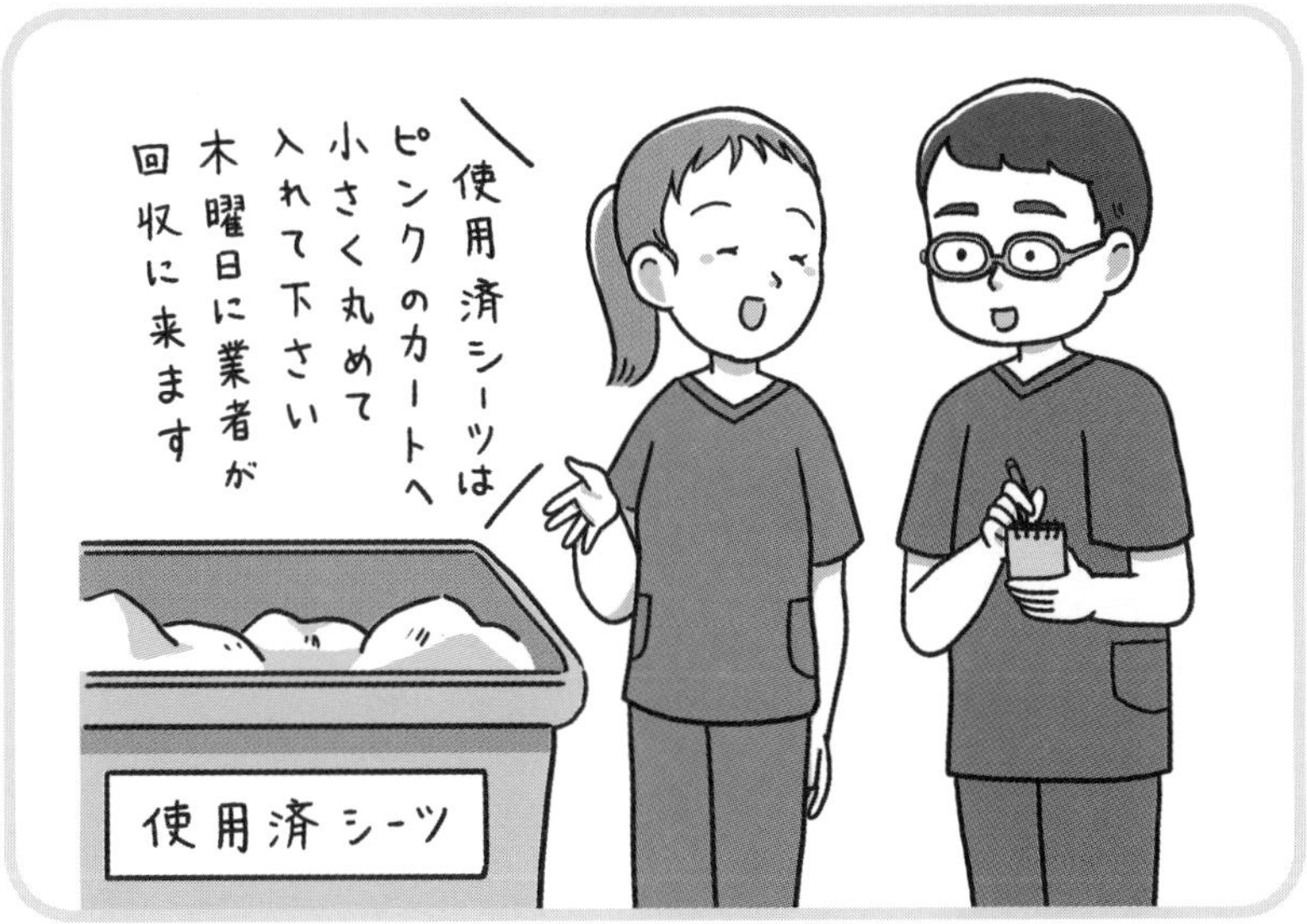
使用済シーツはピンクのカートへ小さく丸めて入れて下さい木曜日に業者が回収に来ます
使用済シーツ

曖昧な環境になじめなくて不適応を起こしたと考えます。

Cさんへの対応については、看護師長が方針を変更し、**「のびのび育てる」ではなく、「病棟の型にはまった看護師に育てる」としてはいかがでしょうか。**もちろん、曖昧さに適応できる人には、「のびのび育てる」でよいと思います。

★将来の見通し

枠が明確になると、Cさんとしては楽になると思います。「こんな感じでやって」が「病棟のマニュアルに従ってやって」に、「最初はがんばり過ぎなくていいから」は「がんばり度が10段階のうち、7のレベルでやって」に変更となると思います。

このような言い方は、発達障害の特性があるCさんにとっては、とてもわかりやすいと思います。

発達障害およびグレーゾーンについては、第3章で解説しているので、こちらも参照してください。

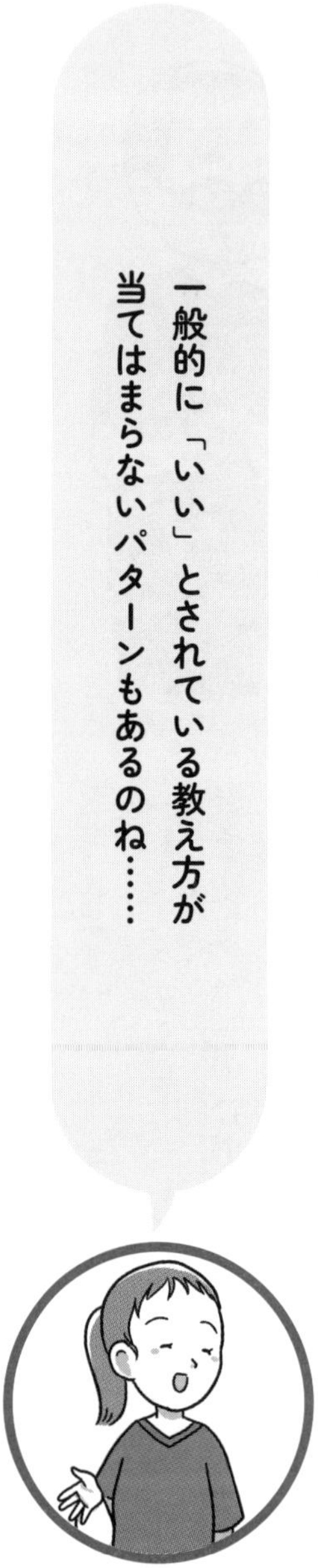
一般的に「いい」とされている教え方が当てはまらないパターンもあるのね……

4 看護主任になって心が折れた

Dさんは、真面目にコツコツ努力をする性格でした。指示された仕事はどんなことでもきちんとこなすため、看護師長はDさんに厚い信頼を寄せています。気になるのは内気なところで、同僚との交流が少ない点でした。みんなはカラオケに行った話などをするのですが、Dさんから誰かとどこかへ行ったという話は聞いたことがありません。

病院内の人事異動の時期になり、現在の看護主任が別の病棟へ異動することが決まったため、30代のDさんが昇格予定で看護主任の候補になりました。看護部長が内々に打診すると、「私は自信がないのでできません」と辞退を申し出たのですが、看護部長の説得を断り切れなかったのか、Dさんは渋々引き受けることになりました。

4月になって看護主任として病棟に勤務したのですが、みんなから「○○はどうしたらいいですか?」と、さまざまな判断を迫られました。Dさんは指示されたことをコツコツ

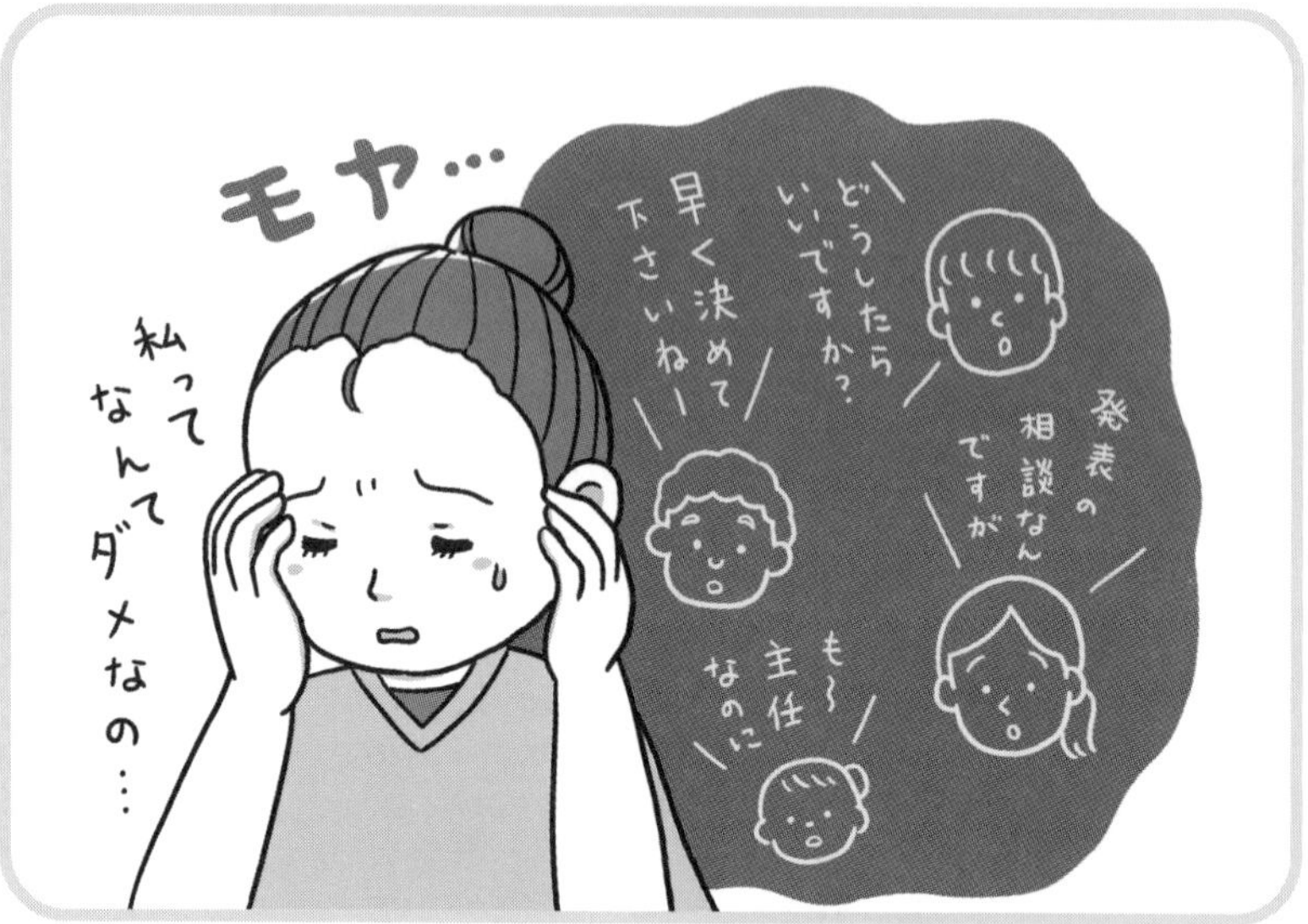
モヤ…
私ってなんてダメなの…
早く決めて下さいね—
どうしたらいいですか?
発表の相談なんですが
も〜主任なのに

やるのは得意だったのですが、逆に自分が指示を出すことはやったことがなく、戸惑ってばかりでした。

そのうち、周りに「△△を早く決めてください」と不満をぶつけられるようになり、指示が出せない自分を責めるようになりました。誰にも相談できないままでいたら、夜寝れなくなり、食事ものどを通らなくなりました。

「消えて、いなくなりたい」という考えが頭に浮かぶようになり、母親に相談したら一緒に精神科を受診してくれ、「うつ病」と診断されて休職になりました。

★ワンポイント解説

Dさんは、指示されたことを真面目にコツコツ行うことは得意だったようです。そこを評価され、また病棟内では中堅になっていたこともあり、看護主任への昇格が決まりました。

看護部長からの昇格の話を一度は断ったものの、性格的にそれ以上断れず、渋々受けた看護主任でした。

いざやってみると、一人で判断したり、指示を出したりしなければいけないことが多く、これまで経験してこなかった業務内容に、Dさんは戸惑ってしまったようです。特に真面目な性格のため、「きちんと看護主任業務ができていない」と自分を強く責めたり、周囲から早く判断をするよう迫られたことで自己効力感（「やればできる」という感覚）が下がったりしたことで、**自分を卑下するようになって、うつ病になってしまった**と思われます。

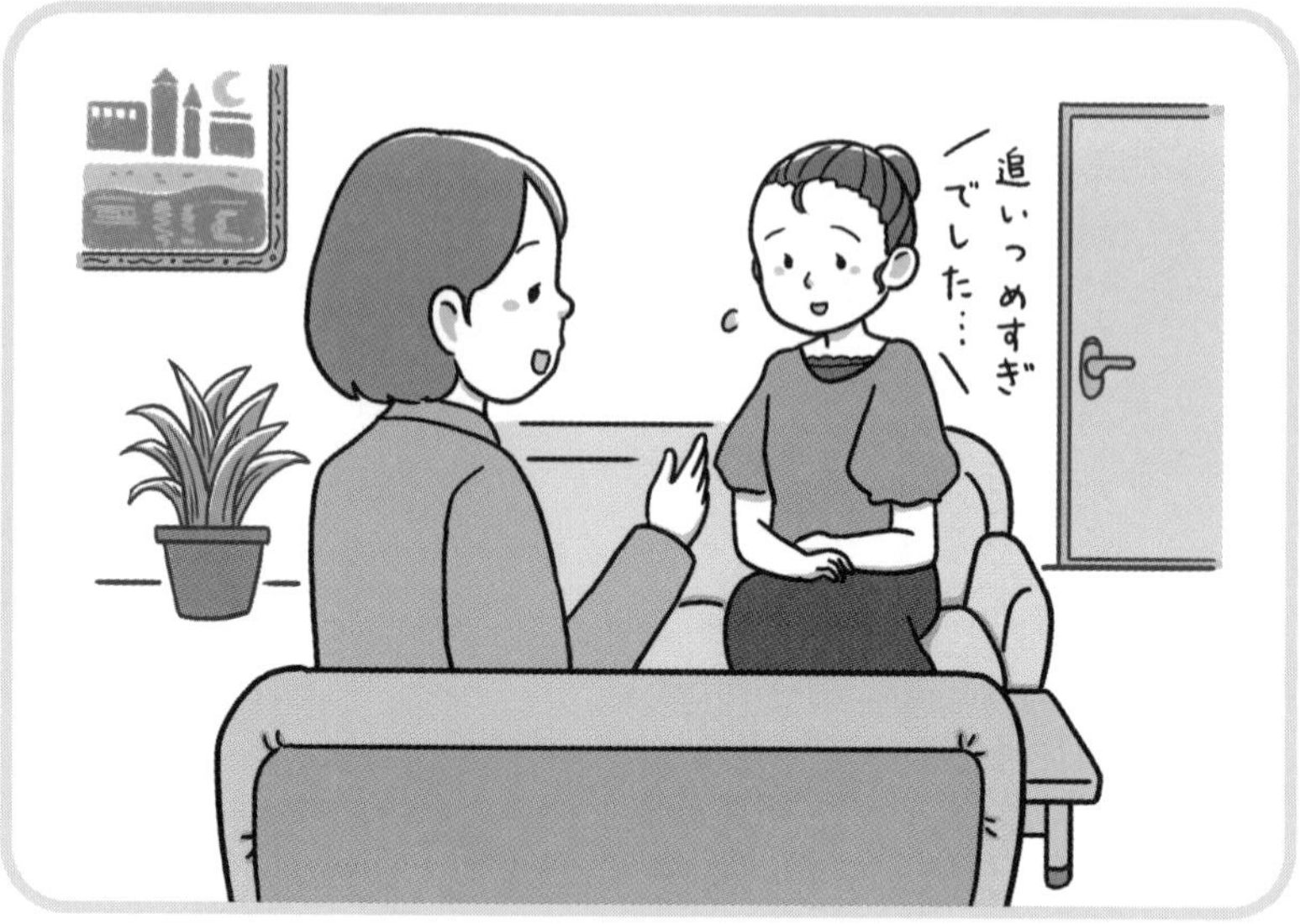

★具体的な対応例

まず、Dさんは母親の元でゆっくり治療と休養をすることになりました。「消えて、いなくなりたい」という考えが頭に浮かぶ間は、心配なので母親についていてもらうことにしました。Dさんは「自分が病棟に迷惑をかけた」という思いが頭から離れず、ずっと自分を責め続けたようです。

服薬治療により、Dさんの病状は徐々に落ち着いてきました。「消えて、いなくなりたい」という考えが時々は頭に浮かびますが、以前よりは楽になりました。

主治医の勧めで、認知行動療法のカウンセ

リングを受けることにしました。自分の中の真面目さを少し緩めることができるようになったため、復職の許可が出ました。

★将来の見通し

うつ病に罹患した場合は、自分を卑下して自分を責めることも多く、物事を自分の考え方の癖に従って解釈して、客観視がしづらくなっている状態です。この認知のゆがみを、認知行動療法によりを改善することは、症状を改善させる上で有効とされています。

Dさんは、認知行動療法により自分の中の完璧主義を少し緩めることができ、少し成長したことを実感しながら復職したため、看護主任を続けていけそうです。

5 鍵の閉め忘れが気になり出勤に支障

20代女性のEさんは、新型コロナウイルス感染症が蔓延《まんえん》したことで、「自分も感染するのではないか」という不安が頭から離れなくなり、消毒液を買って何度も手指の消毒をするようになりました。トイレに行った際には20分くらい手洗いをするので、手荒れがひどくなりました。

仕事から家に帰ると、玄関で服を全部脱ぎ、すぐにシャワーを浴びなければ気が済まなくなりました。

そのうち、ガスの元栓やドアの鍵の閉め忘れが気になりだしました。出勤のためにドアに鍵をかけて駐車場まで行くのですが、ドアの鍵の閉め忘れが気になり、戻って確認します。ひどいときは20回くらいやるため、仕事に遅刻することがありました。今日はドアの鍵が気になり、駐車場から出発できません。

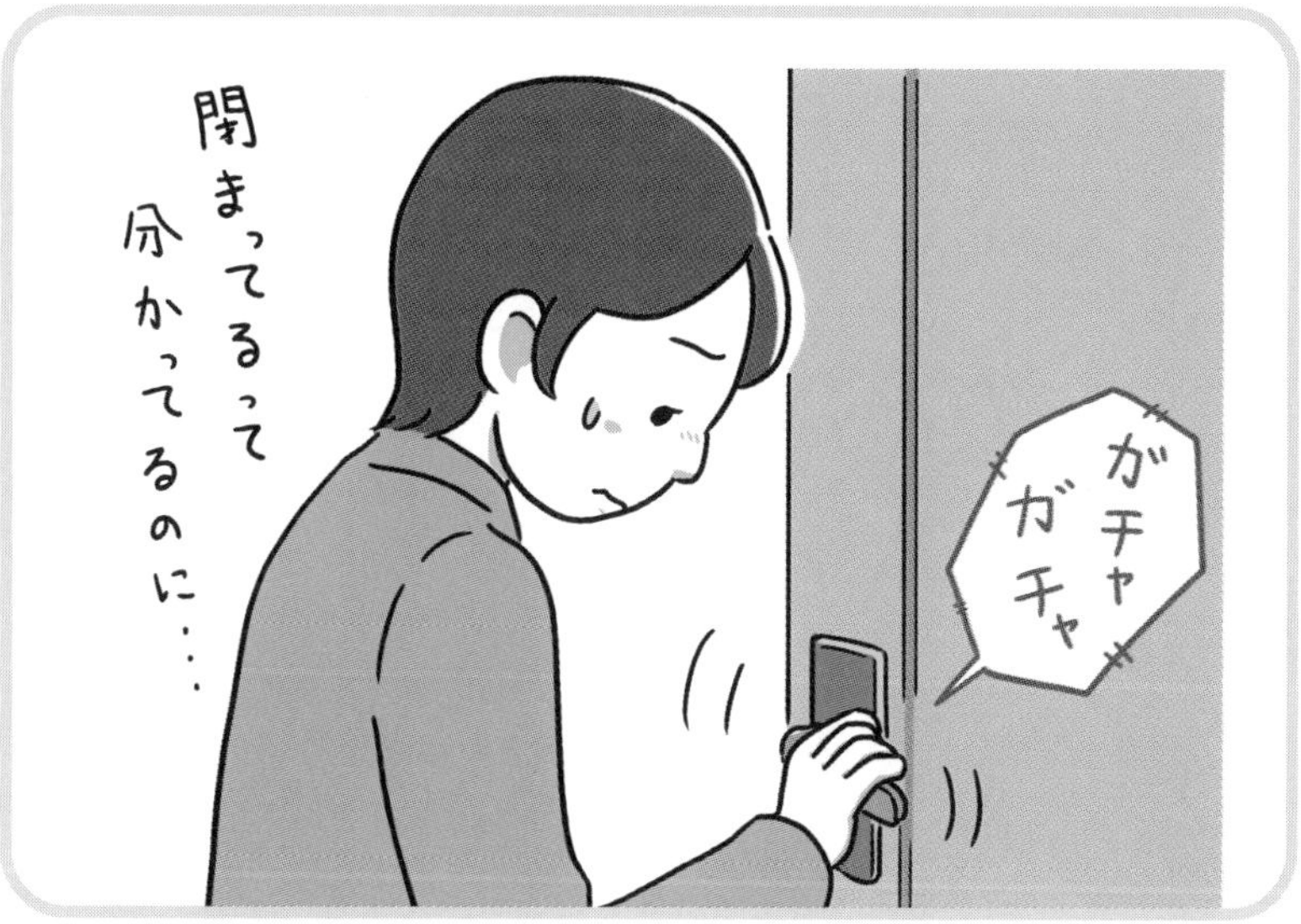
閉まってる
って
分かってるのに・・・
ガチャ
ガチャ

Eさん自身も不合理だと思うのですが、不安が止まらずに疲れ果て、心療内科を受診したら「強迫性障害」と診断されました。服薬により、少しは不安が減りましたが、まだドアの鍵の閉め忘れが気になります。

看護師長は、Eさんがきちんと勤務表どおりに出勤してくれるか、毎朝心配しています。

★ワンポイント解説

Eさんは、新型コロナウイルス感染症が蔓延したことをきっかけに、強迫性障害を発症したようです。

本人も不合理だとわかっていても、ドアの鍵の閉め忘れが気になり、何度も何度もしつこく確認するなど、意志に反して頭に浮かんでしまって払いのけられず、出勤できない日ができてしまったようです。心療内科を受診し、服薬により少し不安が改善傾向ですが、まだ時間がかかりそうです。

★具体的な対応例

強迫性障害の人は、**他人が信じられない**傾向があります。

本来であれば、周囲の人から「ドアの鍵は3回確認したら確実に閉まっていると思って大丈夫よ」と言われれば3回で納得するものです。ところが、強迫性障害の人はそれが信じられないので、自分で何回も何回も確認しないと気が済みません。このため、強迫性障害の人へのアドバイスは難しいといえます。

職場でできることとしては、心療内科の通院を確実に行うこと、きちんと服薬すること、そしてドアの鍵の確認の回数を減らす努力をしてみるように促すことだと思います。

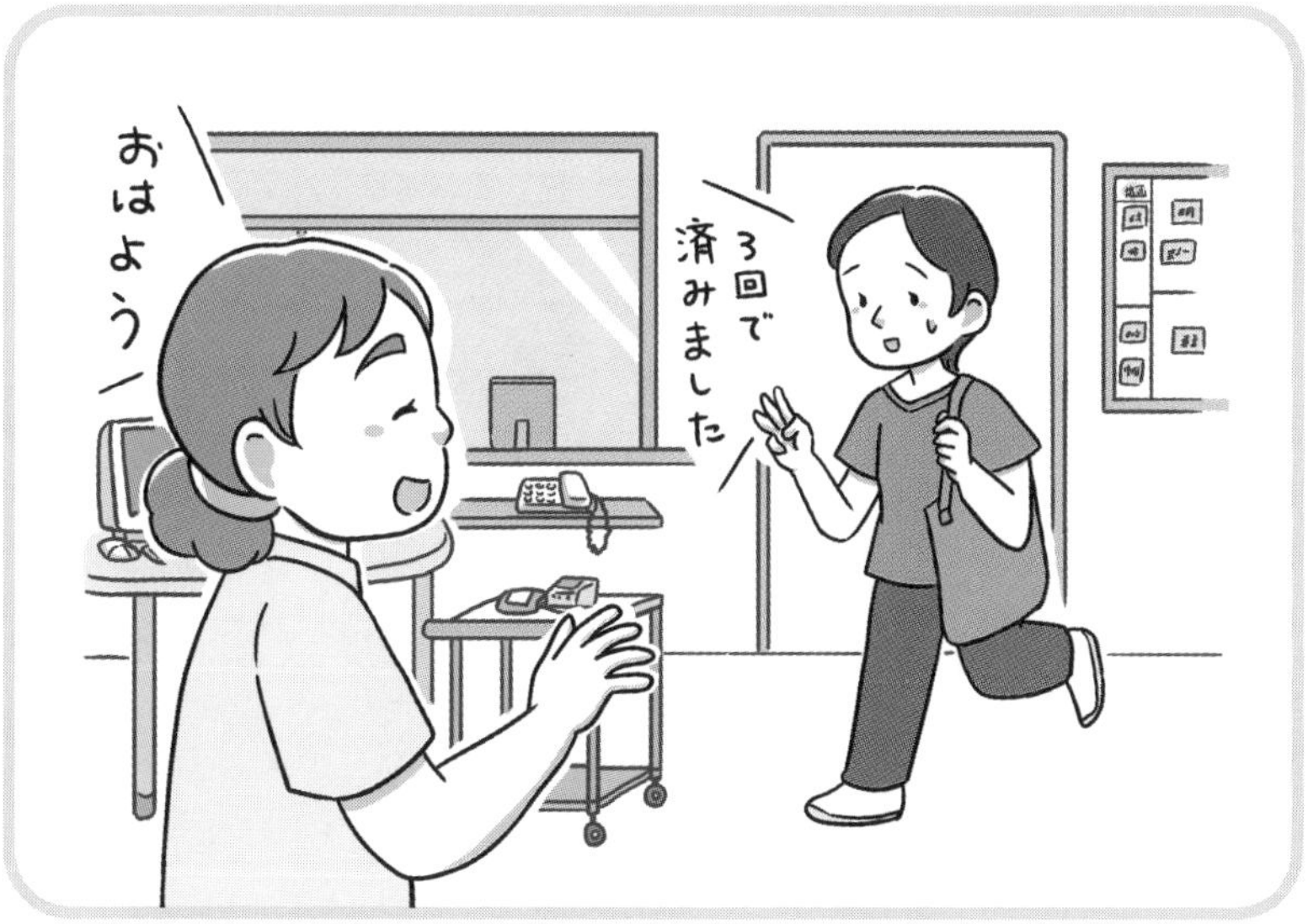

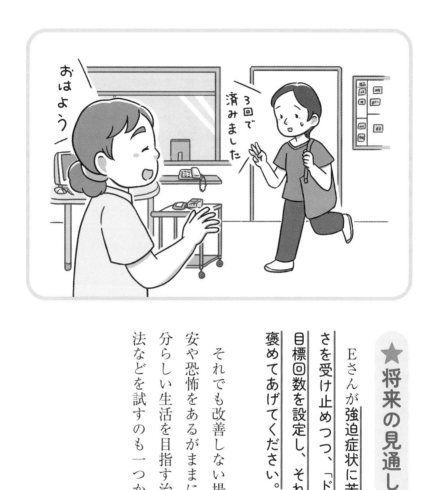

★将来の見通し

Eさんが強迫症状に苦しめられているつらさを受け止めつつ、「ドアの鍵は3回」など目標回数を設定し、それに近づいたときには褒めてあげてください。

それでも改善しない場合は、森田療法（不安や恐怖をあるがままに受け入れながら、自分らしい生活を目指す治療法）や認知行動療法などを試すのも一つかと思います。

6 人前が苦手で、引きこもるように

看護学生のFさんは小さい頃から恥ずかしがりで、道で誰かに会うと親の後ろに隠れることがありました。

小学生のときに学習発表会で劇を行うことになり、それが嫌でたまらず休んでしまいました。それから数日、不登校になりましたが、真面目な性格のところがあり、教師から誘われると断れず、登校するようになりました。

看護学校に入学してからは、グループで発表する授業が嫌で休みがちになりましたが、記録係をさせてもらうことで、みんなの前で発表することは免除してもらいました。人前での食事も苦手なので、友人との食事会もすべて断っていたら、誘われなくなりました。

徐々に外出が苦痛になり、家に引きこもるようになったため、心療内科を受診したとこ

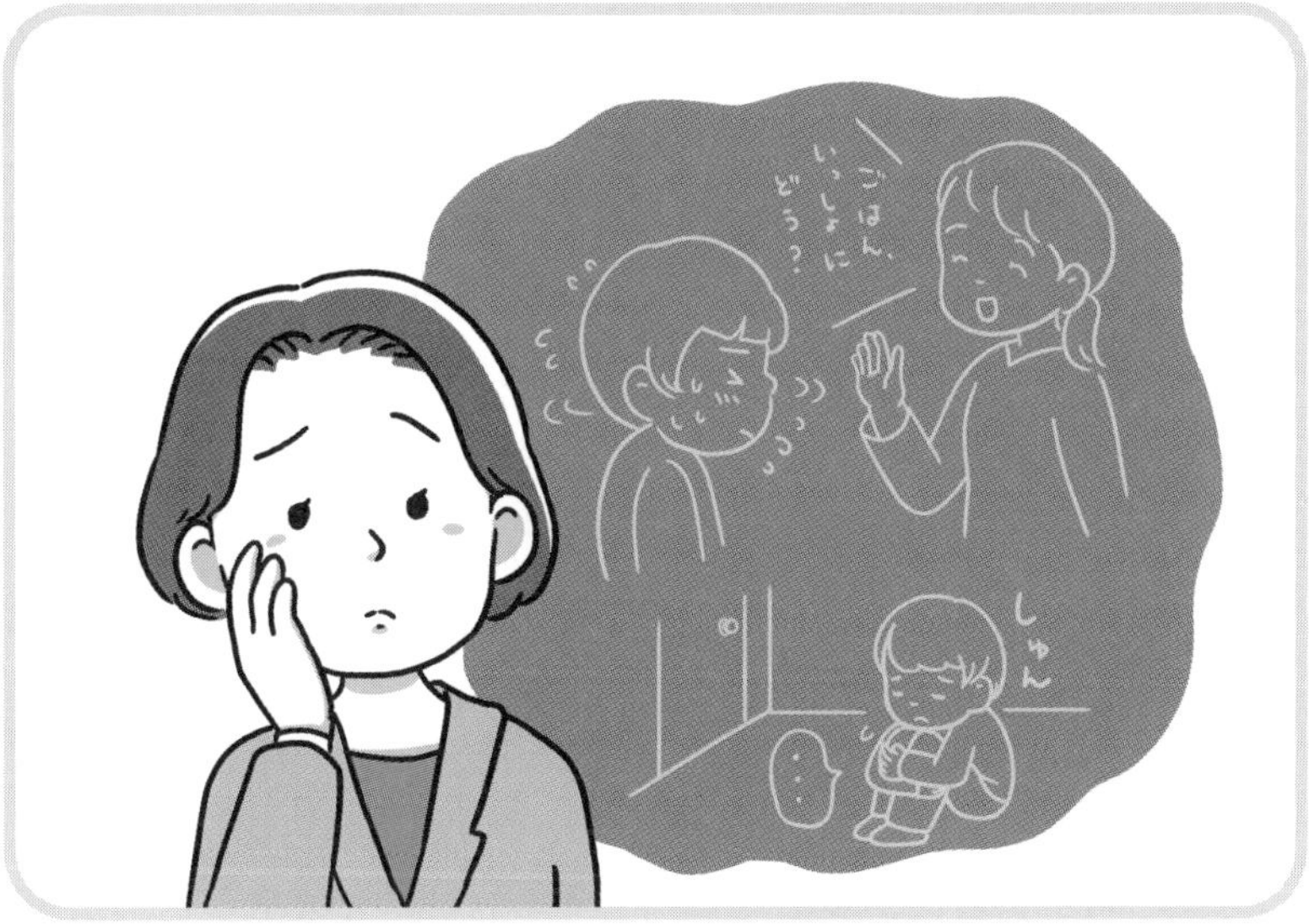

ろ「社交不安障害」と診断されました。
教員としては、今後、Fさんとどのように接したらいいのか、どのように授業を進めたらいいのか、悩んでしまいます。

★ワンポイント解説

Fさんは人前に出ることが極端に苦手となり、心療内科を受診したら社交不安障害と診断されたようです。

社交不安障害は、**人と話すことや人が多くいる場所に強い苦痛を感じる不安障害の一種**です。性格の問題と混同される場合もありますが、社交不安障害ではそれらの行動に強い苦痛を感じます。そして、恐怖感や不安感が強く、極度の緊張とともに、赤面、大量の汗、動悸といった身体症状が現れます。また、過剰に「失敗したらどうしよう」という思いにかられ、次第にそうした場面を避けるようになります。

このような苦痛は、本人の努力不足や性格によって引き起こされるわけではないので、周囲の理解が必要です。

★具体的な対応例

「他人に見られている」と感じることが極端に苦手でも、看護学校では少なからずプレゼンテーションがあり、看護の現場では最低でもみんなの前で申し送りをしなければいけません。

対応としては、少しずつ慣れていくしかないと思います。心療内科で治療を行いながら、強過ぎる恐怖やつらい症状を取り除きつつ、教員などはその人本来の性質を生かしながら、目的の行動へ向かえるように支援していきましょう。

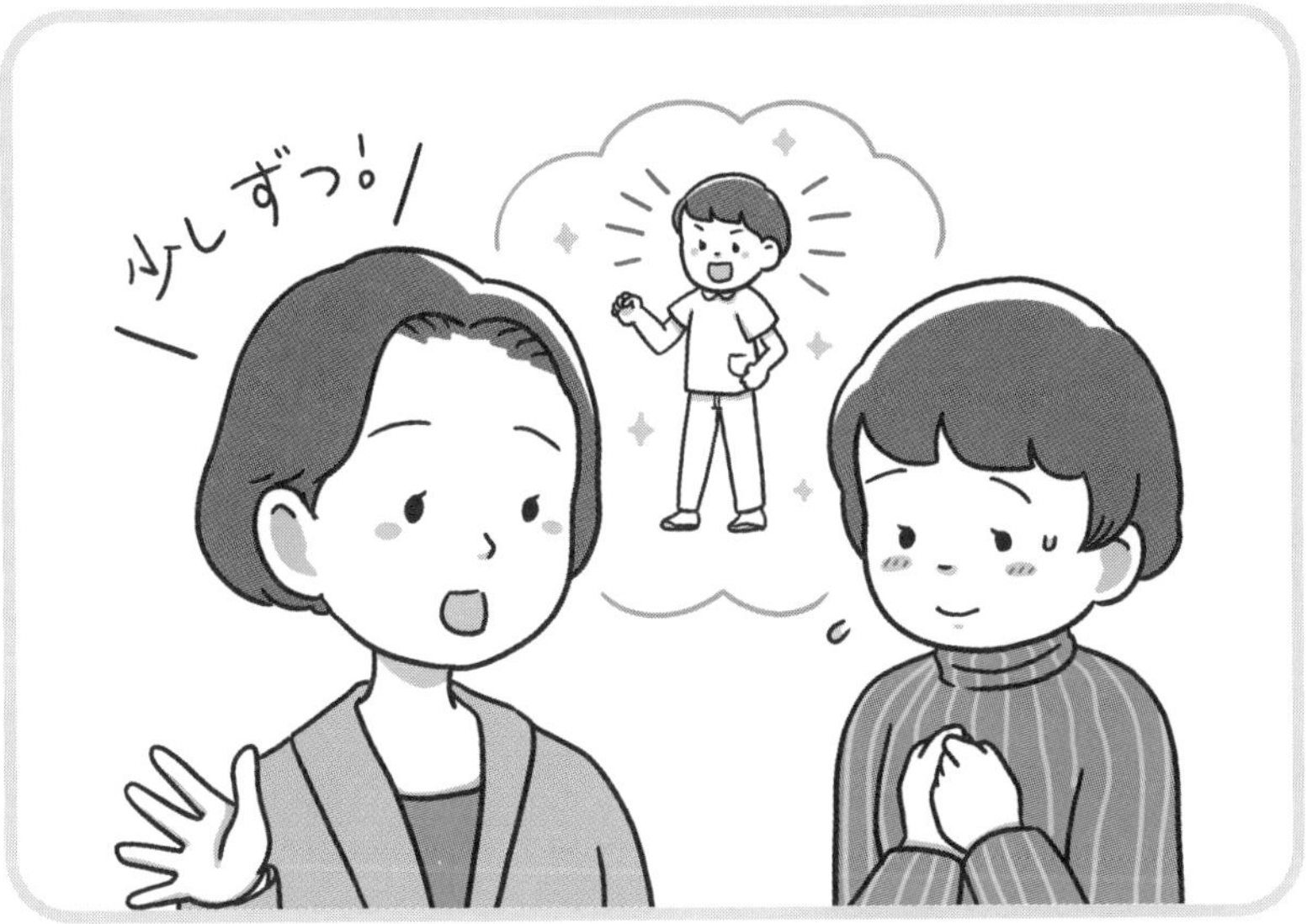

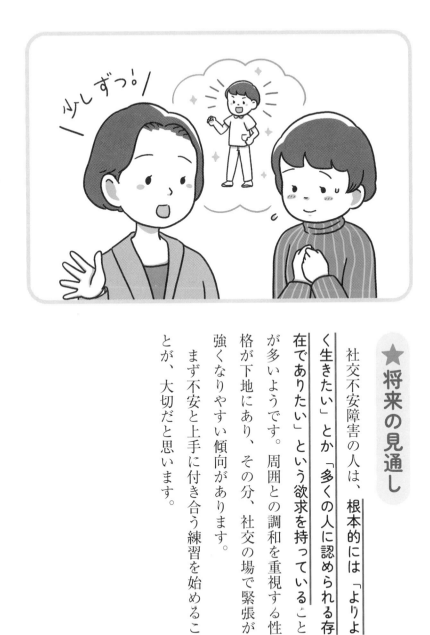

★将来の見通し

社交不安障害の人は、根本的には「よりよく生きたい」とか「多くの人に認められる存在でありたい」という欲求を持っていることが多いようです。周囲との調和を重視する性格が下地にあり、その分、社交の場で緊張が強くなりやすい傾向があります。

まず不安と上手に付き合う練習を始めることが、大切だと思います。

7 朝起きられず、学校を休んでしまう

小さい頃から体が弱いGさんは、ストレスを感じやすい性格でした。

中学校は、めまいや立ちくらみで休みがちでした。午後からは体調が戻り、普通に行動できるので、午後から登校することもありました。

高校も同じような感じで、朝の不調だけが苦痛で困っていました。

看護学校へ入学してからは、緊張のためか、少し動くと動悸や息切れがすることがあります。一番困るのは、朝なかなか起きられないことです。

また、朝起きても体が動かず、学校を休むことがあります。特に午前中は調子が悪く、気分が悪くなることも珍しくありません。

Gさんは「このままではいけない」と思い、心療内科を受診したら「起立性調節障害」と言われ、服薬治療が開始となりました。母親からその報告を受けた教員は、「学校はとも

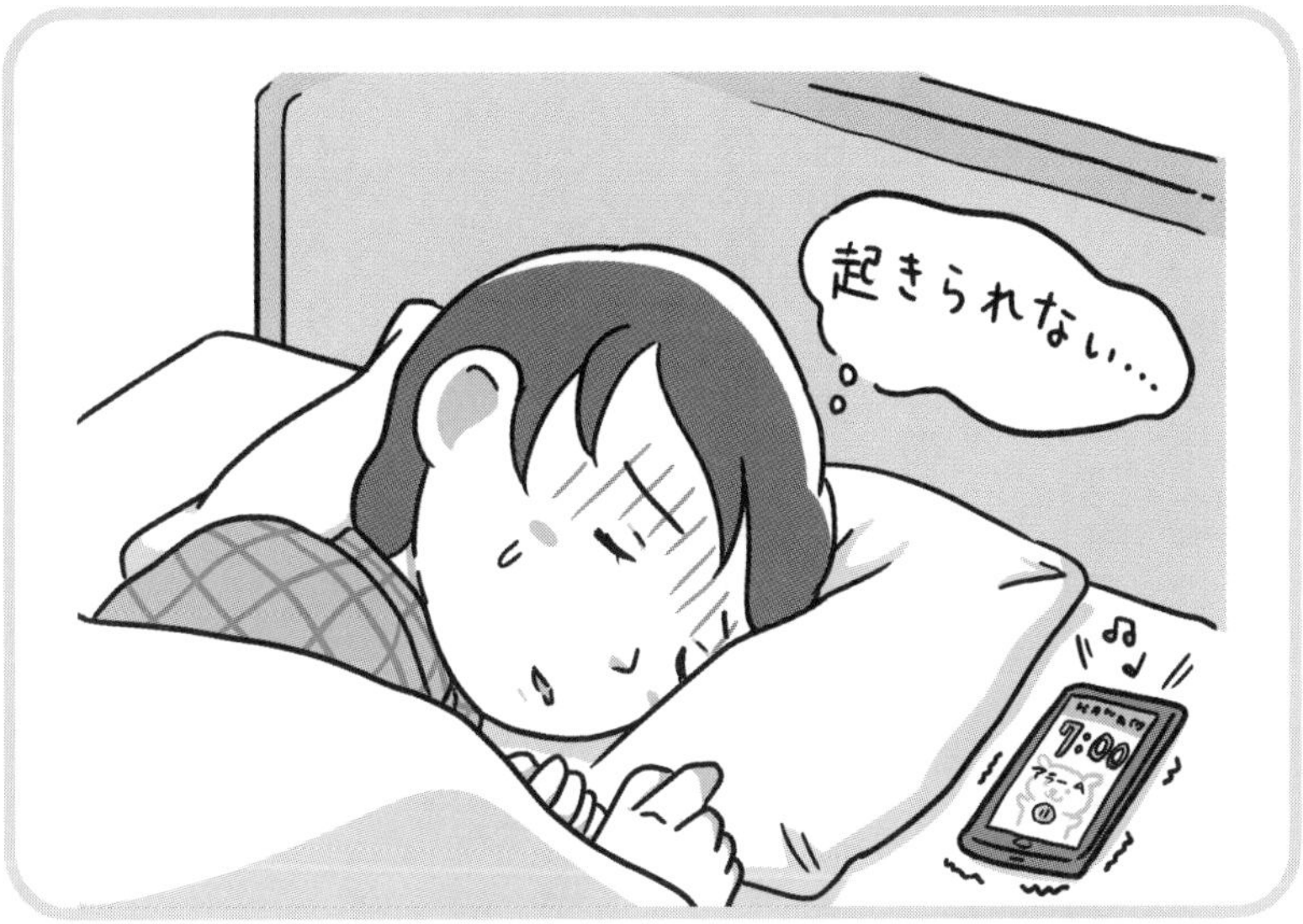

かく、社会人としてやっていけるのかな」と心配になりました。

★ワンポイント解説

起立性調節障害は自律神経の働きが悪くなり、起立時に体や脳への血流が低下する病気といわれています（自律神経は、意思とは無関係に臓器の動きなどをコントロールし、交感神経と副交感神経から成る）。そのため、朝はなかなか起きることができず、起床時に全身倦怠感《けんたいかん》や頭痛、立ちくらみなどの症状が起こります。

症状は午前中に強く、午後からは体調が回

復することが多いようです。夜に目がさえて寝られず、起床時刻が遅くなり、悪化すると昼夜逆転生活になることもあるため、注意が必要です。

★具体的な対応例

起立性調節障害については、適切な治療が必要です。

そして本人の努力としては、服薬治療に加えて、次があります。

- 水分や塩分の摂取量を適切にする
- 毎日30分程度歩いて筋肉量を維持する
- 睡眠をしっかり確保する

このように日常生活リズムを整えることが大切です。

そのほか、授業中の強い眠気や居眠りにはうつ病が隠れていることもあります。ひどい場合は、受診を検討しましょう。

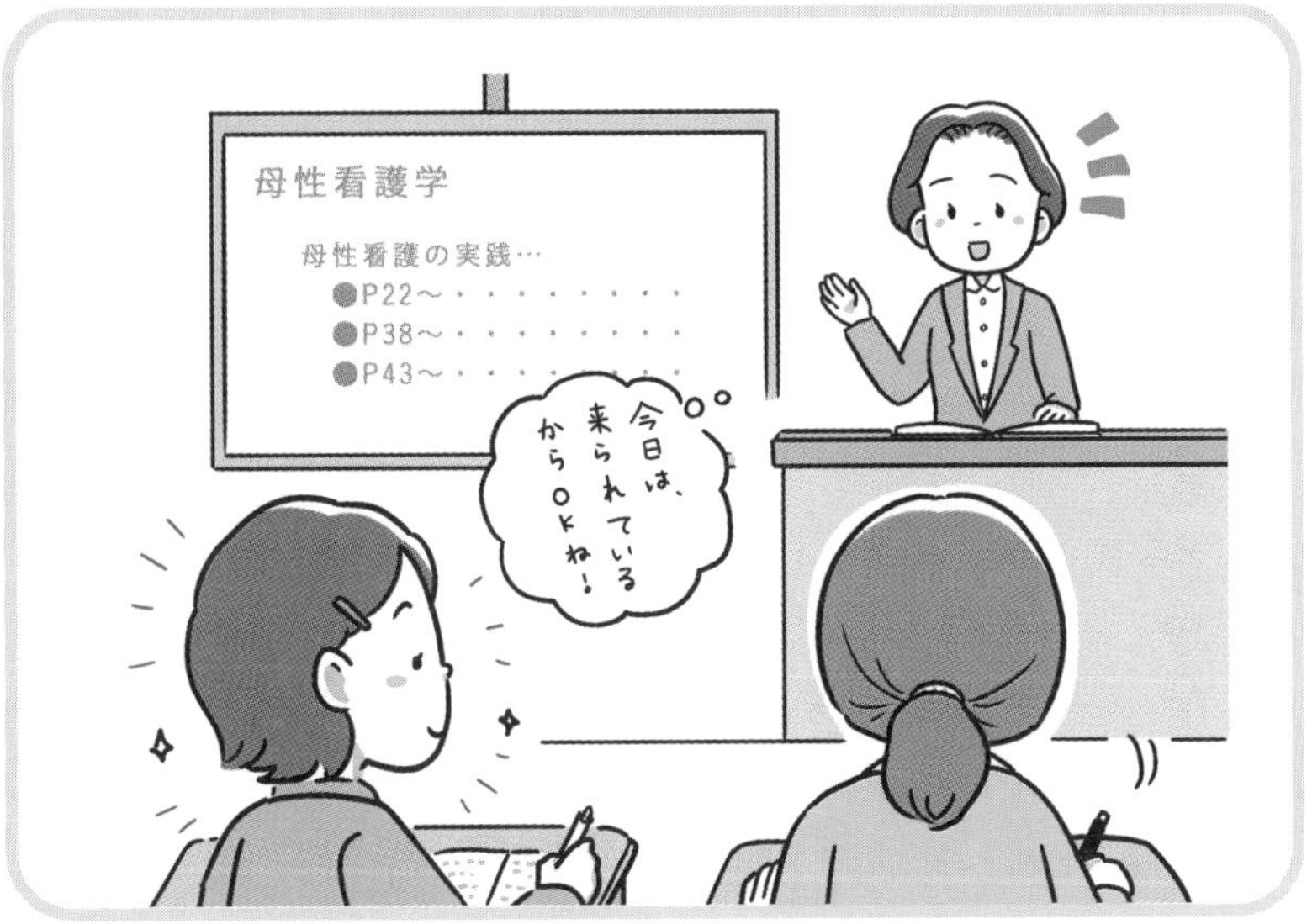

★将来の見通し

服薬などにより自律神経の働きが整ってくると、少し改善が見られるようです。

遅刻や欠席が多いと、周囲からは「怠けている」「甘えている」と受け取られがちですが、起立性調節障害の場合は、朝起きてみないと調子がわからないところがあります。ですから周りの人は、本人を焦らせることなく、改善が進むことを見守ってあげてください。

8 医師に何度も怒られて過呼吸に

20代女性のHさんは、両親に怒られたことがなく、過保護に育てられてきました。小学校の頃は、仲のよい友人に守られながら、普通に過ごしました。中学と高校は、図書館で本を読むのが好きで、図書委員をやりながら楽しく学校生活を送りました。たくさんの本を読んで、世界のことを知るのが性格に合っていました。

病院へ入職後、Hさんは医師から理由もなく怒られることが増えました。医師はイライラしていると、「何を勉強してきたの」「こんなんじゃダメだ」と、Hさんを一方的に責めます。

ある日、怖い顔で怒る医師の顔を見ていると、Hさんは恐怖感から、パニック発作が起こってしまいました。過呼吸になり、「死ぬのではないか」と思う苦しさが出現しました。

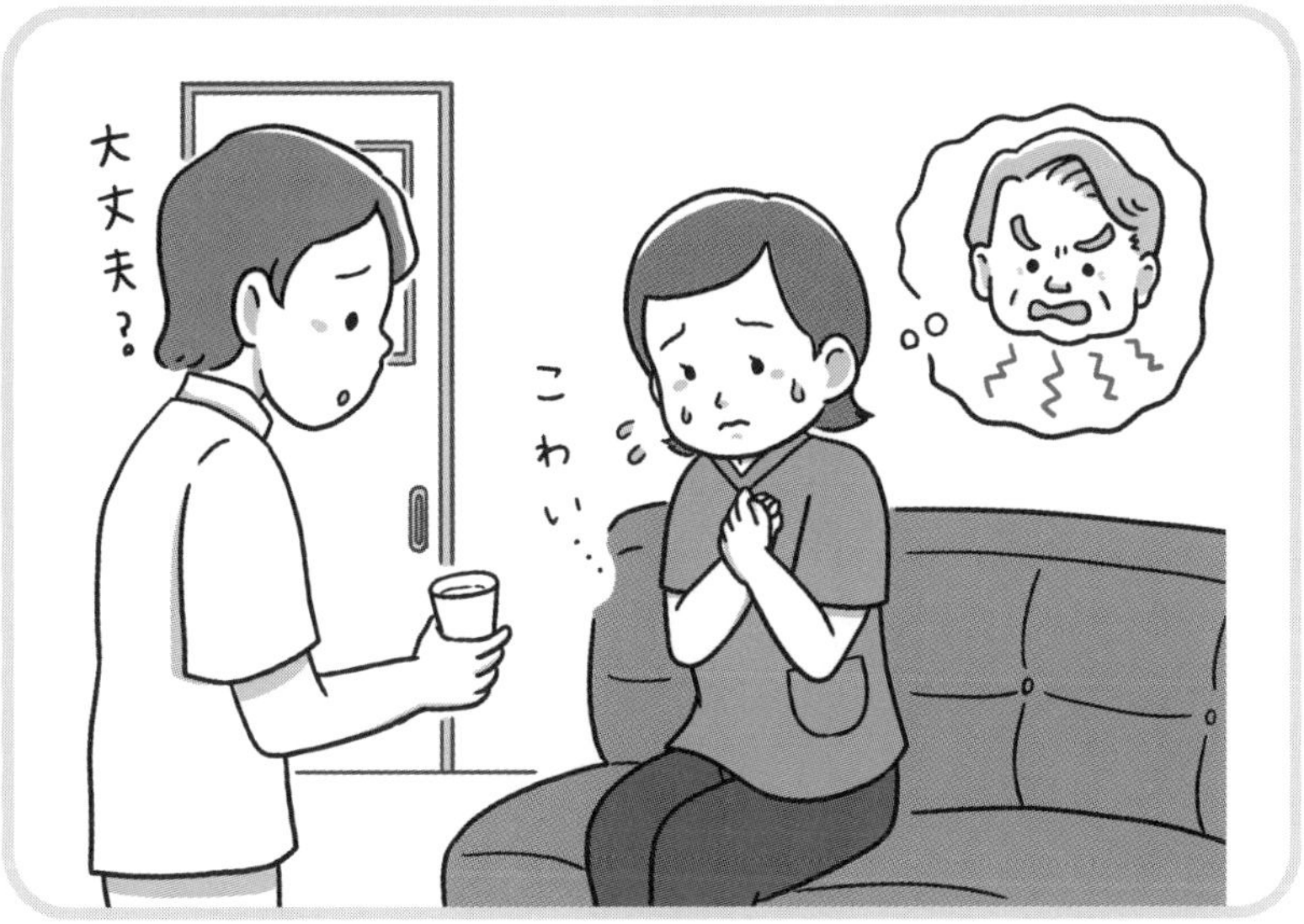

プリセプターが休憩室で横にならせてくれたため、30分ほどで落ち着きました。しかし、今でも鬼の形相の医師の顔を思い出すとパニック発作が起こりそうです。

「また怒られるのではないか」と思うと仕事に行けず、医師と会話をすることさえ苦痛になったため、心療内科を受診したら「パニック障害」と診断されました。

★ワンポイント解説

Hさんは、両親から過保護に育てられ、怒られた経験が少ない分、社会人になって医師に怒られたことを契機にパニック発作が出現したようです。

パニック発作は、パニック障害の中心となる症状で、強烈な恐怖感や不安を伴います。それから、電車に乗っているときや人混みの中にいるときなど、**急な焦りが出ると動悸や発汗、呼吸困難、吐き気などの身体症状が出現し、症状を何回も繰り返します。**発作は、多くの場合、20分程度で治まり、身体的な検査では異常は見つからないことがほとんどです。

★具体的な対応例

ストレス耐性が弱いHさんは、「医師からまた怖い顔で怒られるのではないか」という「予期不安」が強まっているようです。このため、医師と会話をする場面があると、パニック発作を繰り返す可能性があります。

とりあえず、仕事に来てもらうことを優先し、すべての医師との会話を回避できる環境を整備します。

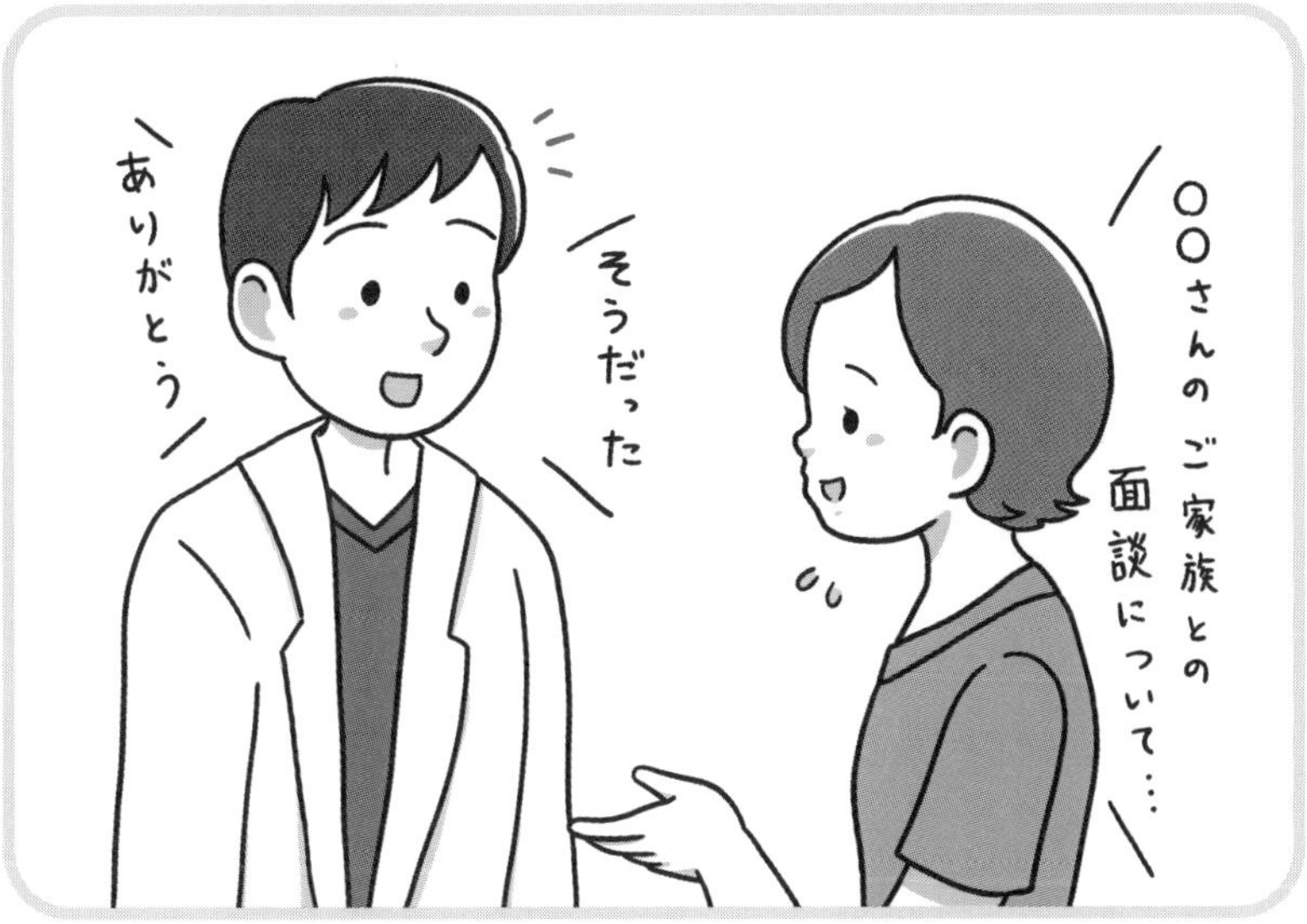
○○さんのご家族との面談について…
そうだった
ありがとう

次に、仕事に来られるようになった場合、優しい医師に協力してもらい、医師との会話を練習し、医師に慣れていきます。
こうして医師と会話ができたときは、しっかり褒めてください。

これは認知行動療法の曝露《ばくろ》療法（エクスポージャー）と同じやり方で、**行動面にアプローチします**。ざっくり説明すると、**不安に慣らしていく**治療法です。

★将来の見通し

怖かった経験がなかなか頭から離れない場合は、予期不安が続くことがあります。Hさんの場合、ストレス耐性が弱いため、ストレスに強くなることも必要です。本人がストレスを自覚し、ストレス発散を行ったり、他者に相談したりするなど、ストレスコントロールを上手に行うといいでしょう。

少しでもストレスコントロールできたら、周りが褒めることを続けると、Hさんも徐々に自信がつき、パニック障害の改善につながっていくと思います。

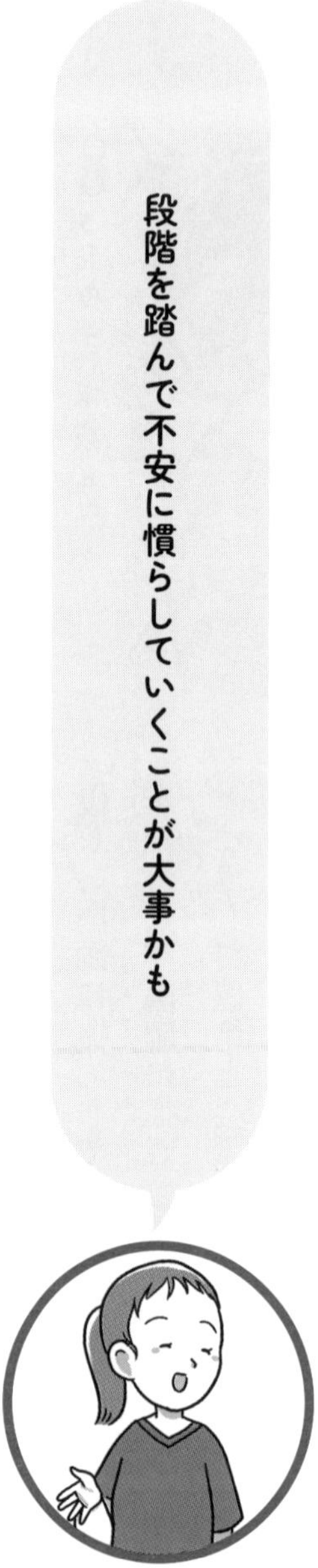
段階を踏んで不安に慣らしていくことが大事かも

9 他人の顔色をうかがってビクビク

Iさんは、小さい頃から何事にも自信が持てず、母親の顔色ばかりをうかがっていました。母親が悲しい表情をすると、「原因は自分だ」「自分が悪いことをしたからだ」といった気持ちになります。母親の期待に沿うために、Iさんはよい成績を取れるよう努力してきました。そして昨年、母親の勧めもあって、看護学校に入学しました。

看護学校での勉強は楽しいのですが、学校へ行くと先生や友達の言動や表情が絶えず気になり、1日が終わるととても疲れてしまいます。

先日の実習でも、指導者の表情を気にし過ぎて、胃が痛くなりました。指導者の質問にうまく答えられなかった日は、家に帰ってからの落ち込みもひどく、〝ひとり反省会〟の時間が増えました。そんなときは「自分は看護師に向いていないのでは」とさえ思ってしまい、気持ちがさらに沈みます。

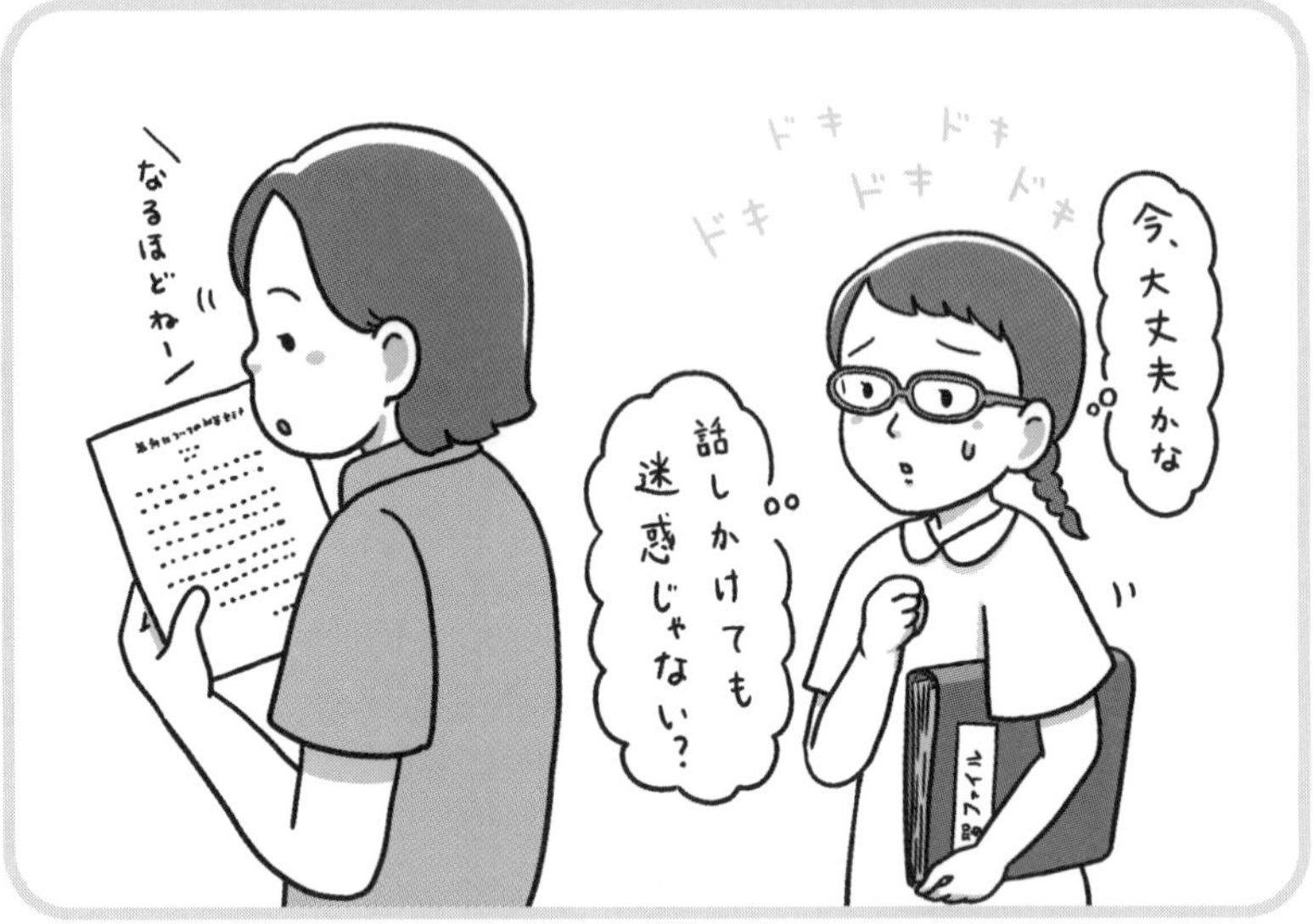
今、大丈夫かな
話しかけても迷惑じゃない？
ドキ　ドキ　ドキ　ドキ　ドキ
なるほどねー

★ワンポイント解説

ＨＳＰ（Highly Sensitive Person）は、**精神疾患ではなく、近年の若年層に増えてきた気質の一つ**になります。特徴として、「1つのことから多くのことを想像してしまうため考えが複雑になりやすい」「音や光、においなどの刺激や、他者の感情の変化に敏感」など、日常生活において刺激を受けやすく、疲れやすいことが挙げられます。

★具体的な対応例

ＨＳＰ気質の人は、学校や職場に来ると、アンテナを張り巡らせて周囲の顔色をうかがいます。そこに自分が持っているかなりのエネルギーを費やすため、すぐ疲れてしまいます。周囲は「そんなに気を遣わなくていいのに」と思うわけですが、本人は気を遣う生き方しか知らないため、それ以外の対応方法を知りません。

対策としては、**まず日中のエネルギーの使い方はこれまでどおり、周囲に気を遣うことを認め、家に帰ってからのエネルギーの充電量を増やします。**第1章の事例でも紹介したように、今どきの若年層は誰でも〝推し〟がいて、〝推し〟に癒してもらうことが一番の充電になるようです。

次に、日中に使えるエネルギー量が増えたところで、**学校や職場での緊張を軽減し、HSP気質を緩めるチャレンジをしていきます。**

例えば、休憩時間は周囲の刺激を遮断して一人で過ごしたり、スマホで〝推し〟の動画を見たりするのです。

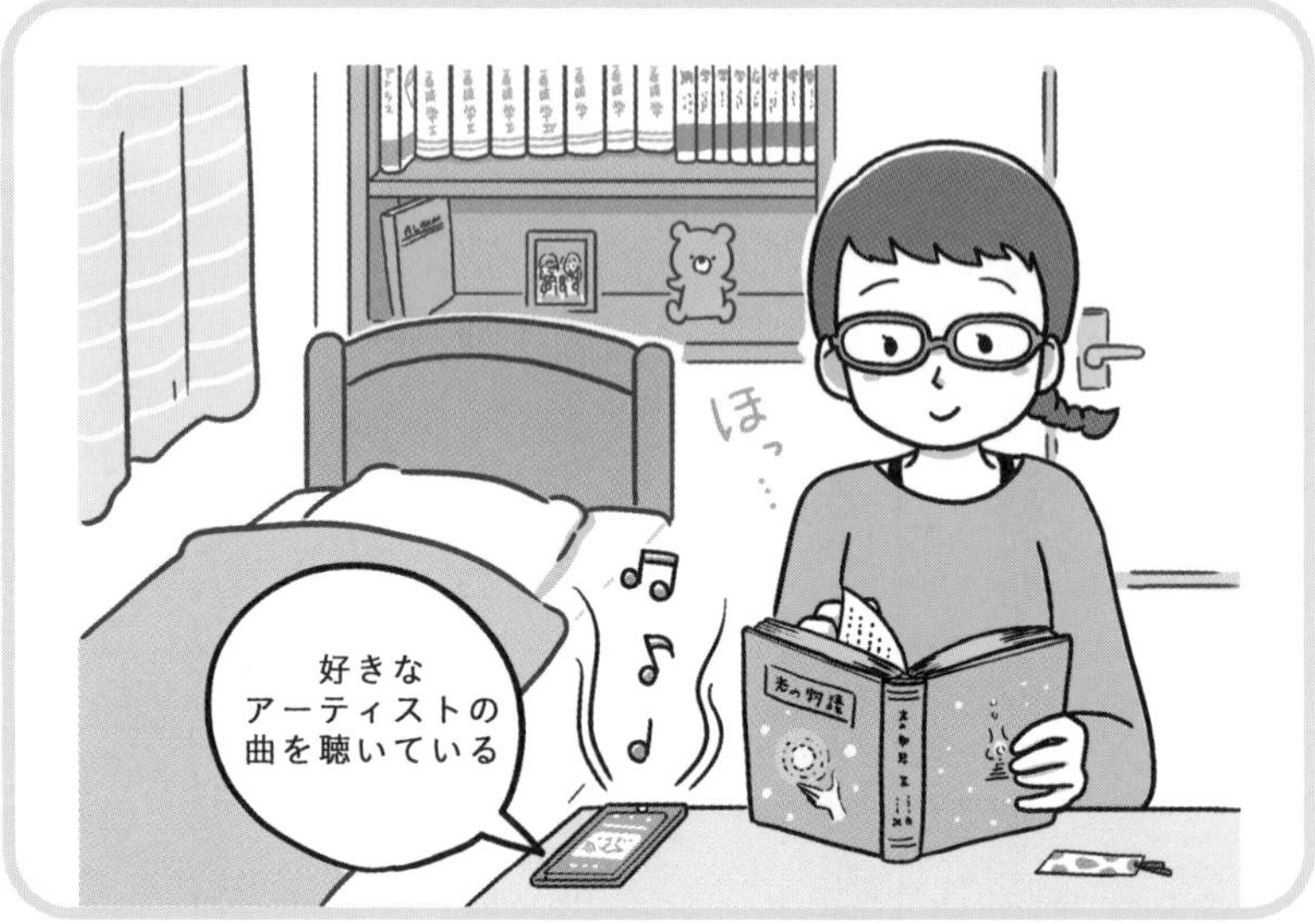

★将来の見通し

HSP気質を持ちながら生活するには、次の3つを心がけるといいでしょう。

❶睡眠によってエネルギーの充電量を増やす

❷自分の感情や意見を後回しにして我慢する傾向があるため、過度な我慢はしない

❸敏感なのは自分の長所と考え、生かしながらうまく付き合っていく決心をする

10 わがままが暴走するベテラン看護師

30年勤務しているJさんは病院のことはなんでも知っていて、「○○さんは仕事ができない」「△△さんはすぐ休みを取りたがる」と、自分勝手な評価を悪気なく口にします。周囲は嫌な思いをするのですが、そんなことはおかまいなしです。

若い頃、Jさんにも昇進の話がありましたが、「私は責任を取る仕事はしたくない」と断っていました。

病棟での役割として、各自がなにかの委員を担当しているのですが、Jさんはどれも拒否するので、結果的に免除になっています。病棟内で不公平だと感じている人は多いのですが、誰も口に出せずにいます。

現在では、Jさんよりも年下の看護師長に対し、「あんたが若い頃は私がいろいろ教え

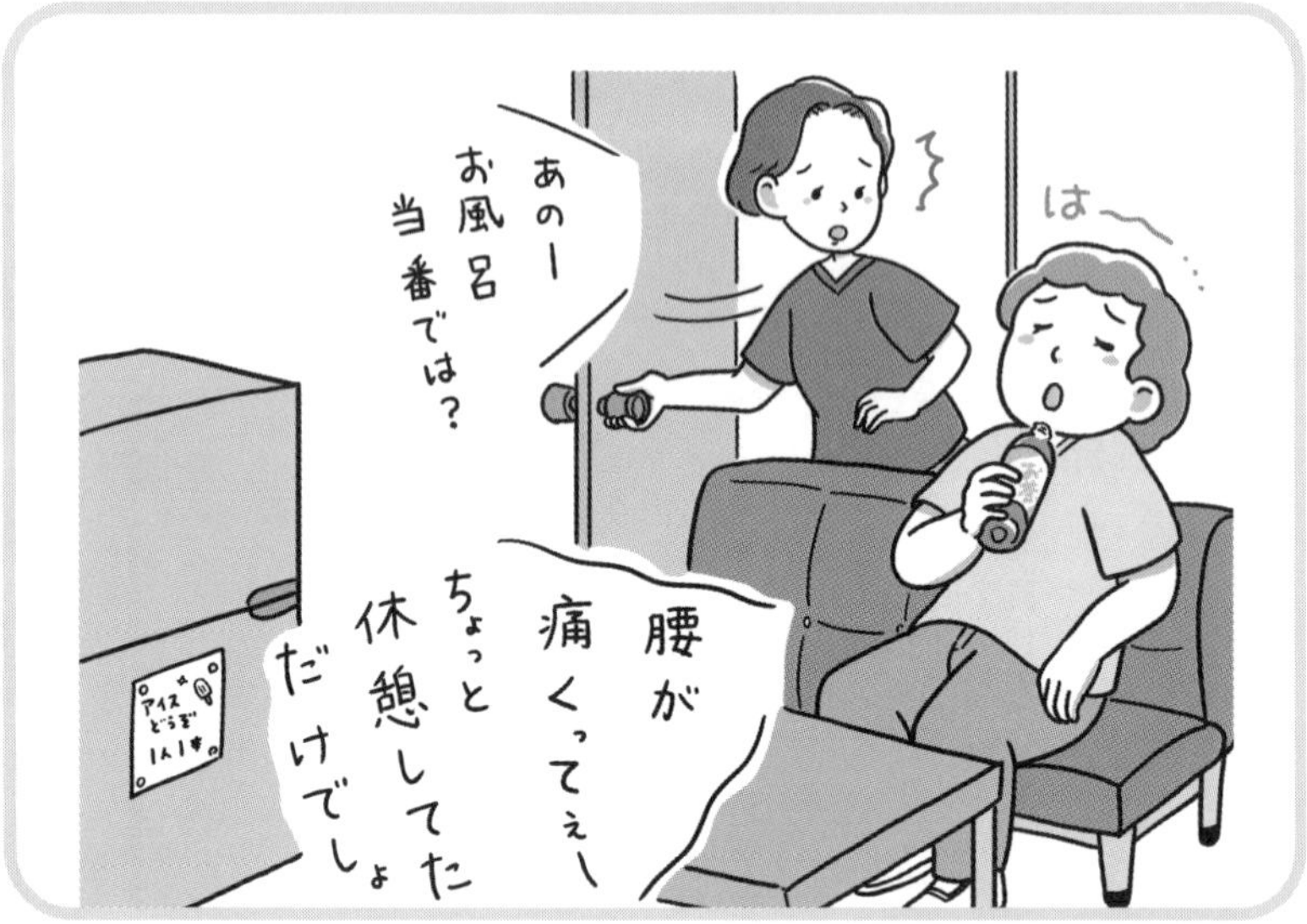
あのー
お風呂
当番では？
は〜〜…
腰が
痛くってぇ〜
ちょっと
休憩してた
だけでしょ
アイス
どうぞ
1人1本

てあげたけど、今はえらくなったもんだ」と、暗にプレッシャーをかけてきます。それでも看護師長がいるときは仕事をやりますが、看護師長がいない日は勝手に休憩室でお茶を飲んでいることさえあるので、みんなが疲弊しています。

★ワンポイント解説

Jさんはベテランであるにもかかわらず、自分本位な言動で周囲に不快な思いをさせています。やる気のない働き方は病棟の士気を下げるため、看護師長としては改善してほしいわけです。しかし、いわゆる「お局さん」的な存在のJさんは、「自分は特別」と思っている節があるため、なかなか看護師長でも指導が困難になっています。

どこの病院でも、このタイプは少なからずいるのではないでしょうか。

一つの考え方として、「パーソナリティ障害」的な捉え方で、対応策を検討したいと思います。

パーソナリティ障害は、認知や行動の特性が一般的な尺度とかけ離れていることで、職場などでの行動が独特となり、周囲とのコミュニケーションがうまくいかないという特徴があります。これは生まれ持った性格傾向にプラスして、経験の積み重ねによって少しずつ作り上げられていったと考えられています。

本人は自分の思考や行動に問題があることを認識していないので、周囲は困ってしまいます。

それにもかかわらず、ちょっとしたことで被害的になり、「私だけ大事にされていない」と思うことも、特徴の一つです。

★具体的な対応例

パーソナリティ障害と診断を受けたケースではないため、「Jさん＝パーソナリティ障害」という誤解のないようにしていただきたいのですが、Jさんの場合は、同じ職場に長くいることで、「我が道を行く」性格になったと考えられます。

パーソナリティ障害の一般的な治療を当てはめてみると、まずJさんに、**職場での枠組みを提示します。**

看護師長から「これまでは委員を免除していましたが、次年度は何か委員をやってもらいます。Jさんとしては何がやりたいですか？」と、**自分で選んでもらうようにします。**

Jさんが「どうしてもというなら、衛生委員ならやってみてもいいです」と言ったら、看護師長が「それは助かります。よろしくお願いします」と**感謝を伝えましょう。**

こうして、わがままが言えないことを少しずつ覚えてもらい、同時に病棟のために行動してくれたことに対しては感謝を伝えることで、自己効力感（「やればできる」という感覚）を育てていきましょう。

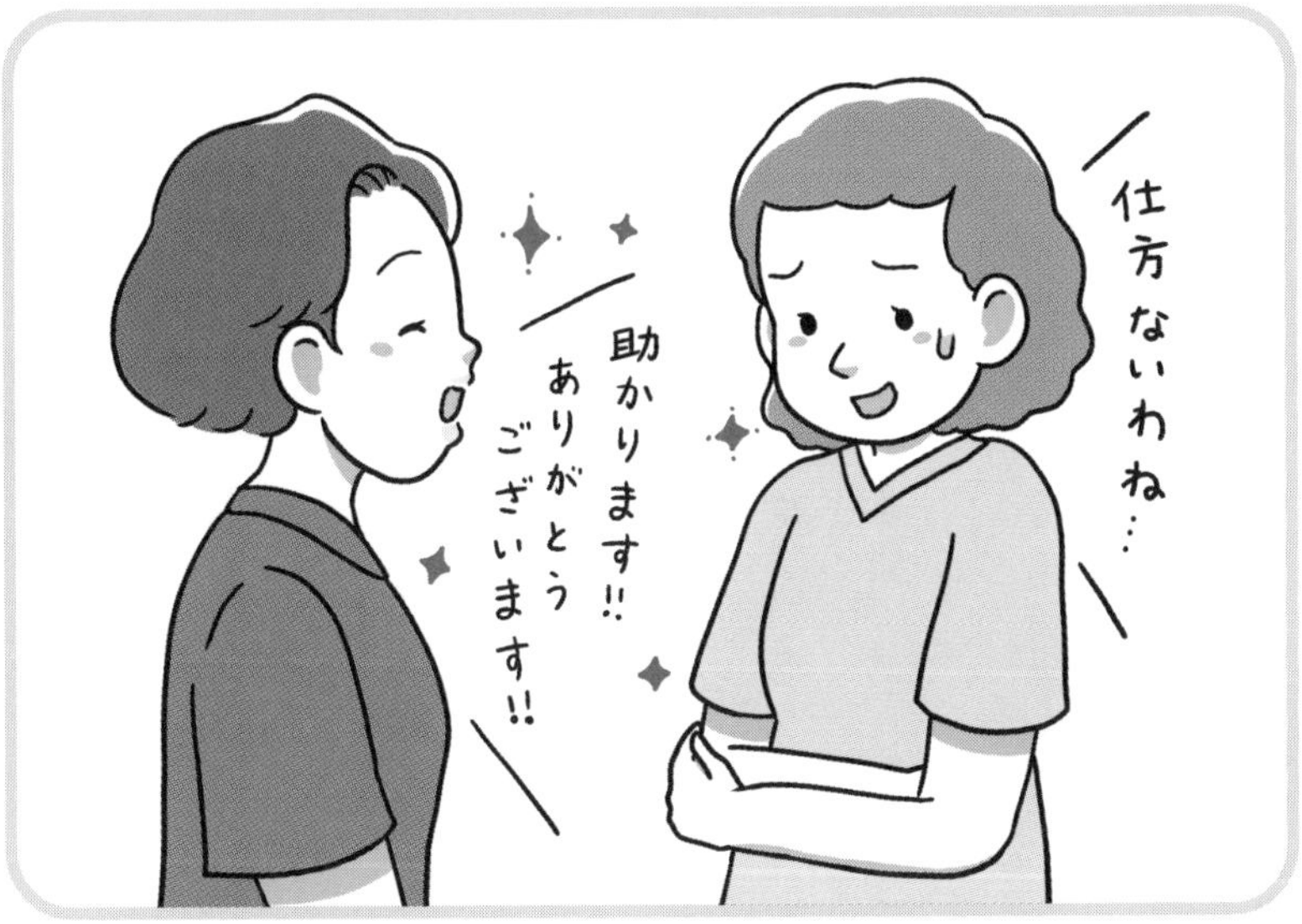
仕方ないわね…
助かります!!
ありがとうございます!!

★将来の見通し

対応策を実行する場合、Ｊさんは「衛生委員をやらされた」と不満と怒りを周囲に振りまく可能性が高いため、事前に周囲にお願いして協力体制を敷いておく必要があります。

委員を任せることは、看護師長が「Ｊさんだけ特別扱いはしない」と宣言することにもつながるので、病棟の職員全体で取り組むことで、病棟の士気が上がると思います。

それにより、Ｊさんの力が徐々に弱くなっていくので、Ｊさん自身の協調性が出てくるかもしれません。

おわりに

近年は、看護現場や看護学校で「環境への適応が難しい人たち」と出会う機会が増えてきました。これらの人たちを見ると、発達障害およびグレーゾーンの人だったり、Z世代、ゆとり・さとり世代だったり、精神障害の人だったりします。

これらの人たちは、本人も困っていますが、それ以上に周囲が困っている場合があります。本書では、心理学の視点から、職場適応の支援を提案してきました。

2024年4月には、「障害のある人への合理的配慮」の提供が民間でも義務化されました。職場がやらなければいけないことは増えますが、せっかく入職した看護師や看護学生ですから、一人でもやめずに育ってくれたらうれしいと思います。

私の経験では、入職1年目は発達障害の特性が表面化し、対応に苦労した人が、3年目くらいから自発的に仕事ができるようになり、管理職に進んだケースもありました。現在、対応に苦慮しているケースでも、何が契機となるかわかりませんが、急に成長することがありますので、根気強く支援してあげてください。

川崎医療福祉大学医療福祉学部臨床心理学科教授　**谷原弘之**

社交不安障害（社会不安障害／SAD）とは？原因や診断、治療や仕事についても解説します（LITALICOワークス）
https://works.litalico.jp/column/mental_disorder/061/
（2023.09.18閲覧）

音や光がすごく気になる……過敏なあなたは「HSP」かも（済生会）
https://www.saiseikai.or.jp/medical/column/hsp/
（2023.09.18閲覧）

参考文献

喜多野正之　『さとり世代のトリセツ』　秀和システム　2015

谷原弘之　『発達障害？ さとり世代？ メンタル不調？
今どきナースの困った言動　対応のベストアンサー』
日総研出版　2018

吉濱ツトム　『イラストでわかる　シーン別
発達障害の人にはこう見えている』　秀和システム　2023

うつ病（知ることからはじめよう　こころの情報サイト）
https://kokoro.ncnp.go.jp/disease.php?@uid=9D2BdBaF8nGgVLbL（2023.09.18閲覧）

強迫性障害（知ることからはじめよう　こころの情報サイト）
https://kokoro.ncnp.go.jp/disease.php?@uid=MiyHEH6ZUZDxDeYX（2023.09.18閲覧）

適応障害とは？ 症状や治療法を解説 原因は強いストレス（NHK健康ch）
https://www.nhk.or.jp/kenko/atc_977.html（2023.09.18閲覧）

パニック障害（Medical Note）
https://medicalnote.jp/diseases/%E3%83%91%E3%83%8B%E3%83%83%E3%82%AF%E7%97%87（2023.10.20閲覧）

成長期に多い起立性調節障害（Medical Note）
https://medicalnote.jp/contents/230612-001-KL
（2023.09.18閲覧）

参考資料

Z世代の特徴とは（d's JOUNAL）
https://www.dodadsj.com/content/0329_generation-Z/
（2023.08.01閲覧）

Z世代とは何歳から？（識学総研）
https://souken.shikigaku.jp/15750/（2023.08.01閲覧）

LGBTQ自認の米国人成年、過去10年で7.1％に倍増　Z世代は21％（CNN）
https://www.cnn.co.jp/usa/35183744.html（2023.10.20閲覧）

大学生の72％が「LGBTQなど性やジェンダーに配慮する」（文春オンライン）
https://bunshun.jp/articles/-/63807?page=3
（2023.10.20閲覧）

合理的配慮指針（厚生労働省）
https://www.mhlw.go.jp/file/06-Seisakujouhou-11600000-Shokugyouanteikyoku/0000082153.pdf（2023.10.20閲覧）

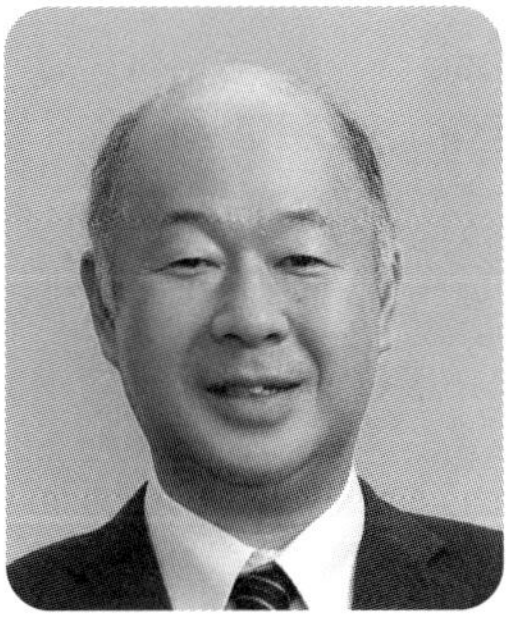

谷原 弘之（たにはら ひろゆき）

川崎医療福祉大学医療福祉学部臨床心理学科教授。博士（医療福祉学）。公認心理師・臨床心理士。1962年、岡山県生まれ。公益財団法人林精神医学研究所附属林道倫精神科神経科病院等を経て、2016年より現職。日本産業ストレス学会評議員、岡山心理学会理事。研究テーマは職場のメンタルヘルス

今どきナース・看護学生の
言動に困ったとき読む本
みんながラクになる声かけ・接し方・サポートのコツ　定価（本体1,800円＋税）

2024年5月31日　第1版第1刷発行

著　者　谷原　弘之©　〈検印省略〉

発行者　亀井　淳

発行所　株式会社メヂカルフレンド社

〒102-0073　東京都千代田区九段北3丁目2番4号
麹町郵便局私書箱第48号　電話 (03)3264-6611　振替 00100-0-114708
https://www.medical-friend.jp

Printed in Japan　落丁・乱丁本はお取り替え致します　印刷・製本／シナノ書籍印刷(株)
ISBN978-4-8392-1737-2　C3047　106145-174